老化と脳科学

山本啓一
Yamamoto Keiichi

インターナショナル新書 042

はじめに

歳をとると身体中にいろいろな不具合が起こります。私は戦後のベビーブームの時代に生まれたいわゆる団塊の世代で、現在70歳です。クラス会に出席すると同級生たちの話題の多くは「病気をした」「手術を受けた」「毎日何種類もの薬を飲まなくてはいけない」というものです。と言いながらも、クラス会に出席できるのですから、みんな現在の健康状態がそれほど悪いわけではありません。そうした同級生たちが最も関心を持っていることは、「現在の状態を維持し、人の世話にならず、どこまで生きられるだろう」ということです。現在の状態とは肉体面と精神面の両方を含みます。およその状態が外見から分かる肉体面を心配する人はそれほどいません。運動機能はトレーニングによってある程度維持できることが分かっているからです。しかし、精神面については、〝頭の中がどうなっているか〟が目に見えないので、皆が不安を感じ、ボケないためにはどう生活するのが良いのかを知りたがります。

同じような不安を持つ多くの人たちのために、「現在の科学で脳の老化現象である認知症やアルツハイマー病がどこまで分かっており、それを止める治療法や生活習慣にはどのようなものがあるか」をお伝えしようと書いたのがこの本です。

科学、とりわけ医療科学の分野は、新しい研究の成果が次々と発表されています。そのスピードは一般の人が考えているよりもずっと速く、かつダイナミックです。2018年3月7日の学術雑誌『ネイチャー』に「大人の海馬《かいば》では神経細胞増殖が起こっていない」という論文が載りました。海馬は脳の内部にある部分で、人間の記憶の形成に関わるとされています。この論文から約1カ月後の4月5日に「歳をとっても海馬神経細胞の分裂は起こっている」という正反対な論文がアメリカの学術雑誌『セル・ステムセル』に掲載されました（このことは第1章で詳しく説明します）。このように短期間で論がひっくり返ることもあり、また、通説とされていたものが否定されるようなことをもままあります。本書では、一流学術誌などに掲載された「脳の働き」と「老化」の関わりについての最新の研究を紹介しつつ、老化を防ぐために、生活態度、睡眠、食事などで注意すべき点について述べていきます。最新の研究についてさらに詳しく知りたい方のために引用元の文献の表題、雑誌名、巻号、ページも章末に入れておきました。

当初、私と同じ団塊の世代に「頑張ろう！」とエールを送るつもりで書いていたのですが、アルツハイマー病のように長い年月の間にじわじわと進行して発症する脳の病気もあるので、若い人に読んでいただいても役立つのではないかと思います。今、元気でも不摂生をしていると歳をとってからそのツケを払うことになります。認知症が起こる仕組みを理解し、若いうちから注意して生活するだけで、これから先の長い人生を楽しく快適に過ごせるようになります。ぜひこの本に書かれていることを参考にしてください。

団塊の世代やその上の年代の人のなかには、今さら生活を変えるなどできない、あるいは今から生活を変えてももう遅いと思う方もおられるでしょうが、そんなことはありません。まだ何とかなります、頑張りましょう。

目次

第1章　脳と記憶

よく「量は質を変える」と言います。スポーツなどで練習を繰り返すと、無駄のない滑らかな動きができるようになり、技能が一段階向上するときに使いますが、数が増えて複雑な相互作用が起こり、質的な変化が生じる場合にも使います。ヒトとチンパンジーの知能の差は、後者の量的違いが関係しているようです。

2003年にヒトの全ゲノムが解読され、2005年にはチンパンジーの全ゲノムも解読されました。両者を比較すれば、ヒトの知能がなぜチンパンジーより高くなったかが分かるはずです。その後10年以上にわたって多くの研究者が違いを調べたのですが、脳の神経細胞の機能に影響を与えるような違いは発見できませんでした。すなわち、神経細胞そのものに質的な違いはないということです。違いが見られたのは神経細胞の増殖を促すタンパク質遺伝子の周辺でした。周辺と書いたのには訳があります。タンパク質の遺伝情報はDNAの塩基配列として書かれているのですが、その直前の部分には、タンパク質遺伝子の読み取り、すなわちタンパク質の合成量を調節する働きがあるのです。ヒトとチンパンジーではその部分に違いがあり、ヒトの方が神経細胞の増殖を促すタンパク質が多く作られるようになっていたのです。[*1・2]

このあと述べますが、私たちの記憶・思考の基礎となるのは神経細胞が作るネットワークなので、神経細胞が増えて、より複雑なネットワークを作れるようになったことが、知能を高くしたと考えられます。量が質を変えたのです。

知能が高まったことにより、ヒトはチンパンジーにはない能力を持つようになりました。それは将来を予見すること、想像力です。認知症の人を見て、「ああなったら家族や周りの人に迷惑をかけるから、そうならないために今からでも何かできないだろうか」などと考えるのは人間だけです。チンパンジーも認知症のような症状を示しますが、それを見て自分の将来を心配することはありません。なまじ知能が高くなったため余計な心配事を背負い込んでしまったように見えますが、本などから知識を得て、自分の将来を変えることができるのも高い知能があればこそです。この章では脳と記憶についての理解を深め、次章以降で認知症について述べたいと思います。

記憶

記憶するということの中には記憶の「形成」「貯蔵」「想起（呼び起こすこと）」という

三つの過程が含まれています。まず記憶の「形成」ですが、これは見たこと、聞いたこと、という感覚情報を処理し記憶にすることです。その際に、強く印象に残ったこととそうでないことのランク付けがなされます。一般に、ヒトは恐怖を感じた出来事をより強く記憶します。猛獣に襲われたといった恐怖の記憶をしっかり覚える方が生き延びる確率が上がるので、進化の過程で恐怖の記憶を覚えているヒトが生き残ったのだと言われています。次にその記憶を脳内に「貯蔵」するのですが、その段階で情報の抽象化がおこなわれ、強く印象に残ったこと以外のものは失われていきます。古い記憶が不完全で断片的になるのはそのためです。記憶を呼び起こすとき（「想起」）にはそうした断片的な情報をかき集めて辻褄《つじつま》が合うように話をするのですが、歳をとるとそこに親から聞いたことや、本で読んだことなどが入り込んで事実がゆがめられていることがあります。高齢者の昔話は、本人に都合が良いように脚色されることも多いので注意が必要です。

脳の構造と機能

まず脳の構造を説明しながら、こうした記憶の処理がおこなわれている部位について説

図1　大脳の領域

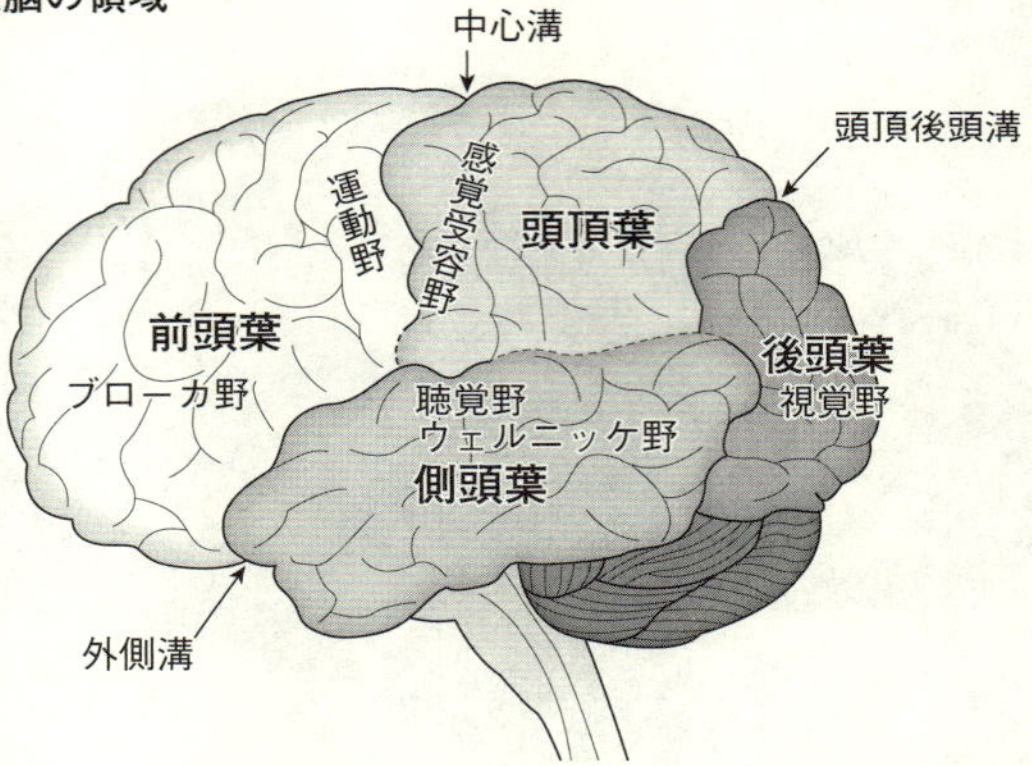

明しましょう。脳の中で情報処理機能を担う大脳が発達すると、知能が高まり、複雑な運動をおこなえるようになります。大脳の機能の多くは、神経細胞が集まってネットワークを作っている表層の大脳皮質に存在します。19世紀中ごろから20世紀中ごろまでにおこなわれた多くの研究から、それらの機能が大脳表面にどう分布しているかが明らかになりました。

大脳は中央にある深い溝で左右の半球に分かれ、その間は脳梁《のうりょう》などでつながっています。大脳の外側には「中心溝」「外側溝」「頭頂後頭溝」という溝があり、それによって「前頭葉」「頭頂葉」「後頭葉」「側頭葉」の四つの領域に分けられます（図1参照）。

図2　海馬の位置

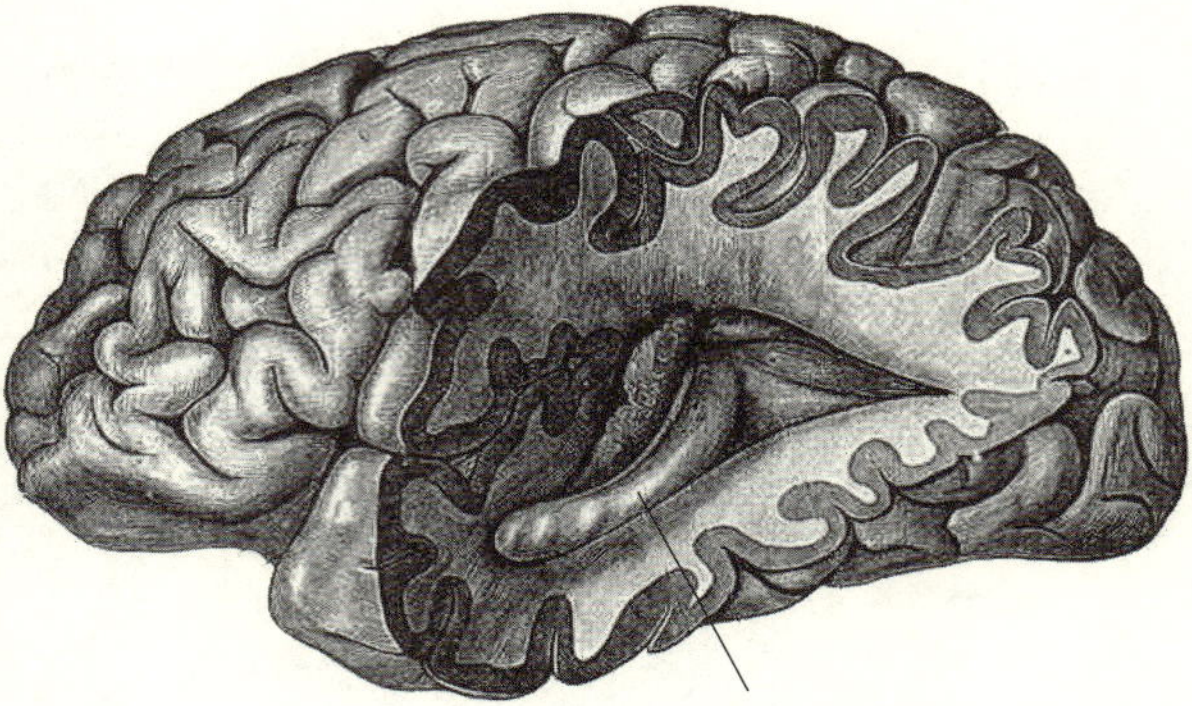

『グレイ解剖学 Gray's Anatomy』より

前頭葉には意思や思考などの高次機能を担う領域および手足を動かす運動野や言語発声に関わるブローカ野が、頭頂葉には全身からの触覚情報を受け止める感覚受容野やそれらの情報を処理し外界を認識する機能を司る領域が、後頭葉には視覚情報が集まる視覚野が、側頭葉には聴覚情報が集まる領域と言語の理解に関わるウェルニッケ野があります。図1では見えませんが、大脳の内側にある部位は生存していくために必要な基本的機能を担っていると考えられており、そこにあるのが大脳辺縁系、海馬、扁桃体《へんとうたい》、大脳基底核です。

海馬

大脳皮質でも脳の中心に近い領域、すなわち大脳底部の中心に近い部分は、進化の過程で早くから出現していたものなので、「古皮質」と呼ばれます。記憶に関わる領域は、脳の底部で側頭葉の裏側付近の古皮質にある海馬 *hippocampus* ヒッポカンポスです。図2は、側頭葉を取り除いて、海馬の位置を分かりやすく示したものです。この図では左脳の海馬しか見えていませんが、右脳の同じ位置に、もう一つ海馬があります。海馬という名前は、両側の大脳底部に張り付いた海馬の形がギリシャ神話に登場する海神ポセイドンの乗り物を引く海馬の前足を連想させたことから、イタリアの解剖学者ジュリオ・チェザーレ・アランティオ（1530〜1589）が1564年に命名しました[*3]。

18ページの図3は、トレヴィの泉にある海馬像の一部で、その前足は蹄ではなく三つに分かれ、水掻《か》きがあるように見えます。図4は、左脳の周りの部分を取り除いて、海馬だけにした模型の写真です。海馬の先端部（海馬足 *pes hippocampi* ペス・ヒッポカンピ）にも切れ込みがあり、確かに両者の形は似ていなくもないと思います。ただ、トレヴィの泉が造られたのは1762年なのでアランティオが見た海馬像は別のものでしょう。この

図3 トレヴィの泉にある海馬像

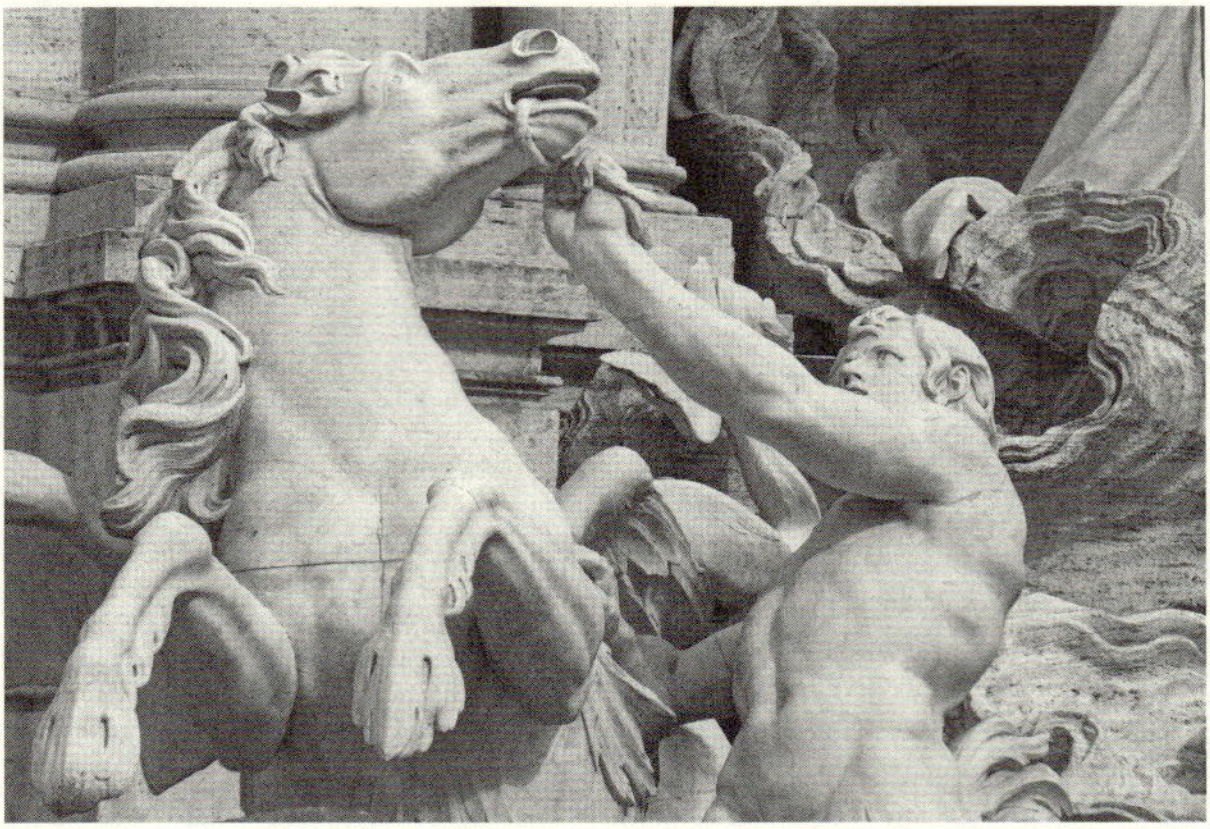

©Shutterstock

図4 海馬の模型

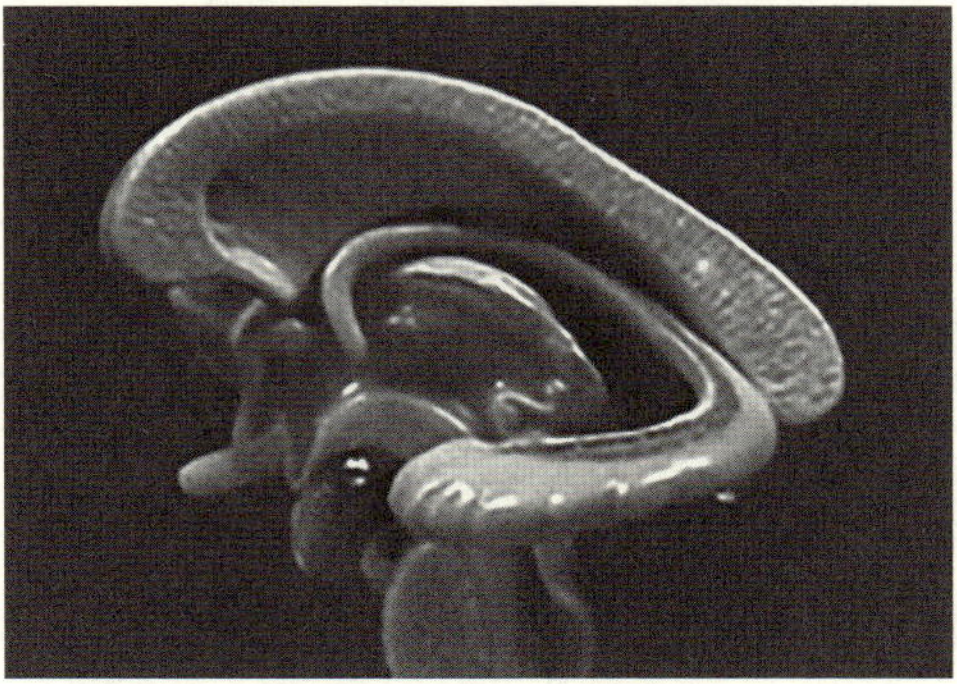

海馬は、古代エジプトの太陽神アンモンの化身である羊の角のように巻いているのでアンモン角《かく》とも呼ばれます（化石動物のアンモナイトの語源はこのアンモン角からきています）。

ちなみにタツノオトシゴの学名も「海馬」*Hippocampus* ヒッポカンポスで、脳の海馬と同じくポセイドンの乗る半馬半魚の海馬を語源としています。脳の海馬の名前の由来をタツノオトシゴと形が似ているからという人がいますが、これは誤りです。

海馬と記憶

海馬が認知機能や記憶に関わっているのではないかということは、19世紀におこなわれたサルを使った実験で示唆されました。凶暴なサルの側頭葉の内側を傷つけるとおとなしくなったのですが、見慣れたものを与えても初めて見たもののように匂いをかいだりして確かめる行動をとり、少し時間を空けてから同じものを与えてもそうした行動を繰り返したそうです。

ヒトでの研究は20世紀中ごろからおこなわれるようになります。まず記憶に著しい障害をもった人の脳を死後に解剖したところ、両側の海馬領域に病変が発見されました。その後、難治性てんかんの治療として海馬の一部を切除する手術を受けた人は、新たな記憶を作れなくなることが分かりました。[*4・5] こうした結果から、記憶の形成というのは脳全体に散らばっているのではなく、一部の領域が重要な役割を担っていると考えられるようになったのです。

1953年に海馬切除の手術を受けたH・Mさんは、身の回りで起こった新しい出来事や人の名前を覚えられなくなったのですが、言語理解とその使用には問題がなく、幼少期の体験を思い出すこともできたので、海馬は記憶の貯蔵部位でないことが分かりました。

海馬の脳の中心に向いた側面には歯のような隆起が一列に並んでおり「歯状回《しじょうかい》」と呼ばれています。心臓動脈バイパス手術中、一時的に脳に血液が行かなくなったため海馬歯状回の細胞に壊死《えし》が起こったR・Bさんも、やはり新しい出来事を覚えられなくなったのですが、手術前の記憶はほとんど残っていました。そのため、歯状回が記憶の形成に関わり、海馬のそれ以外の部分が記憶の呼び出しに関わると考えられるようになりました。

その後の研究から、見たこと、聞いたことといった感覚情報は大脳にいくつかある連合野で処理され、感覚の種類があいまいなシグナルとなって側頭葉の内側にある嗅内野《きゅうないや》から海馬に届くことが分かりました。[*6] そうした情報が海馬の歯状回で処理されて日常の出来事の記憶（エピソード記憶）となり、しばらくしてから前頭葉にある前頭連合野に送られて長期記憶になると考えられています。[*7]

コラム　脳の働き①　神経細胞

脳は神経細胞の集合体です。よく「人の心は脳の中にある」と言われますが、もちろん神経細胞そのものが意識や心ではありません。神経細胞は電気回路の部品のようなもので、神経細胞そのものは誰のものでもほぼ同じです。心がそれぞれの人で違うのは、神経細胞が作るネットワークの構造と、そこでのシグナルの伝わり方が違うからです。電気回路でも、部品の数とつながり方が異なれば、当然のことながら、働き方は異なります。また、同じ電気回路でも、他の回路とのつながり方や入力方式が異なれば情報処理能力は変わります。

脳の神経細胞を最初に発見したのは、チェコスロバキア（現チェコ）のヤン・エヴァンゲリスタ・プルキンエ（1787〜1869）です。彼は、高性能の顕微鏡で、中枢神経内のいろいろな細胞を発見しました。小脳皮質の神経細胞には「プルキンエ細胞」と、彼の名がついています。

一般的な細胞とは異なり、神経細胞には長い突起があります。その突起には2種類あり、その一つは1本だけでとても長く、末端で枝分かれしています。もう一つは短く、複雑に枝分かれしています（図5参照）。長い方は「軸索《じくさく》」と呼ばれ、神経細胞が活動電位と呼ばれる電気的シグナルを他の神経細胞に伝える時に使い、短い方は「樹状突起《じゅじょうとっき》」と呼ばれ、他の神経細胞からのシグナルを

図5　神経細胞

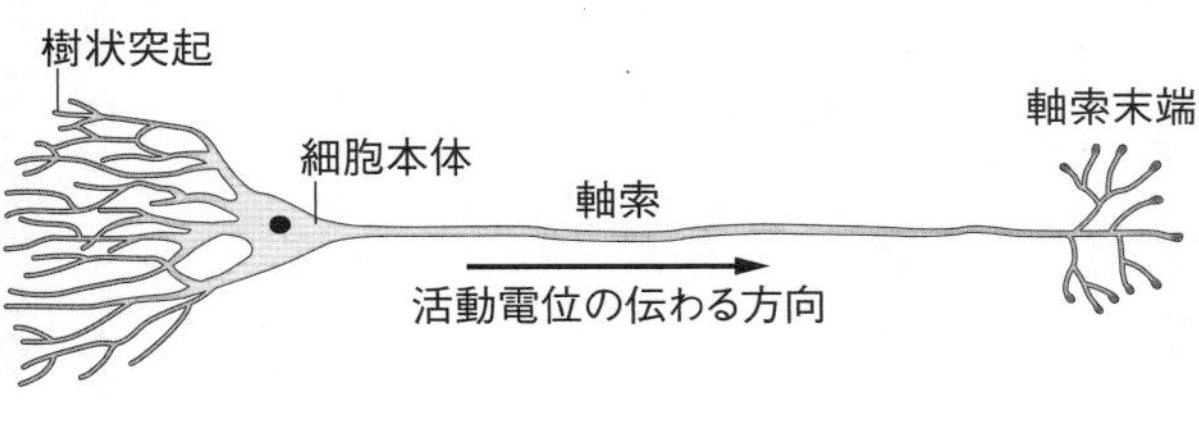

受ける時に使います。神経細胞はそれらの突起によって互いにつながって複雑なネットワークを作っており、脳の中には、数百にも上る他の神経細胞からのシグナルを、樹状突起部分で受けている神経細胞もあります。

海馬神経細胞の増殖

海馬は脳の中で最も脆弱《ぜいじゃく》な部位で、先ほど述べたように一時的な心停止による酸素不足で容易に神経細胞の壊死を起こします。これは海馬が大量の情報を処理するために莫大なエネルギーを使っているためと考えられます。また海馬は脳の中で大人になっても神経細胞の増殖が起こる数少ない部位の一つです。[*8] 学校でいろいろなことを学び、社会に出てさらに経験を積んでいくと、それらの記憶を処理し、呼び起こすためには神経細胞ネットワークのつなぎ替えでは足りなくなり、新たな神経細胞が必要になります。海馬はまさにそれをおこなっている部位なのです。

一方で、海馬における神経細胞の増殖が記憶の忘却にも関係するという報告があります。

海馬で新たな神経細胞がネットワークに組み込まれると、過去に保存した記憶とつながっていた経路が失なわれてしまい、思い出せなくなってしまうというのです。大人になってからの記憶は思い出しやすいが若いころの記憶は思い出しにくいというのも、単に古い記憶というだけではなく若いころの方が海馬における神経細胞の増殖が活発でネットワークの組み替えが多いためだそうです。実際、私たちは3歳以前に経験した出来事をほとんど思い出せません。[*9]

大人の海馬では神経細胞増殖が起こらない?

海馬神経細胞の増殖が大人になっても続くことが、記憶にとって重要だということは多くの研究者が認めていたのですが、「大人の海馬では神経細胞増殖が起こっていない」という論文が、2018年3月7日『ネイチャー』という学術雑誌に載りました。カリフォルニア大学サンフランシスコ校の研究者たちはこの論文で神経細胞の増殖が見られたのは13歳までで、それより年上の人の脳では海馬神経細胞の増殖は見られなかったと報告しています。[*10] 実はこの内容は2017年11月13日にアメリカ・ワシントンD.C.でおこなわれた神経科学会の年会ですでに報告されており、研究者の間で話題にはなっていたのですが、『ネイチャー』誌がその論文を掲載するとは意外でした。

なぜかと言うと、この論文に書かれた実験法では正しいデータを得るのが難しいからです。献体された死後の脳で分裂したばかりの若い細胞を見つけるために、若い細胞にだけ存在するタンパク質に標識をつけてから顕微鏡でその数を計測するのですが、タンパク質と標識の結合は、死後どれくらいの時間がたっているかということや、脳を保存するために使用した薬剤などによって影響を受けます。この論文に述べられている実験条件では標識が結合しにくいと断言する専門家もいます。子供の脳には若い細胞が多いから標識が少し結合したが、大人の脳ではその数が少ないので結合を検出できなかっただけで、増殖が見られなかったとするのは早計と考えられるのです。

過去の実験

大人になっても海馬神経細胞の増殖が起きていることを証明したこれまでの実験では、試料の保存状態によって変質する可能性が高いタンパク質ではなく、変質しにくいＤＮＡ

を調べています。1998年に発表された論文は、がん治療のためブロモデオキシウリジンBrdUという化合物を投与された人たちの死後の脳を調べたものです。[*11] このBrdUは細胞が分裂するときにDNAに入り込むので、細胞分裂を頻繁に繰り返すがん細胞を抑制する効果があるかもしれないと考えられ、一時期がん治療に使われていました。そうしたがん患者の死後の脳を調べたところ、大人の海馬でBrdUが取り込まれている（つまり分裂を起こした）神経細胞が多数発見されたのです。2013年の論文は、東西冷戦時代の核実験中の事故で放射能を持った炭素^{14}Cを吸い込んでしまった人たちの死後の脳を調べています。放射性炭素は脳全体の細胞に取り込まれますが、その後、細胞分裂が活発に起こる部位ではだんだん薄まっていきます。人によって吸い込んだ時から死ぬまでの時間が異なるので、この放射性炭素が海馬細胞のDNAに入り、細胞分裂によって薄められて減衰していく様子（減衰曲線）が分かります。その曲線からどのくらいの頻度で細胞分裂が起こっているかを計算したところ、大人になっても毎日700個の海馬細胞が分裂していると報告しています。[*12] このように、試料の保存状態によって変質しやすいタンパク質ではなく、変質しにくいDNAを調べた結果だったので多くの研究者が納得したのでした。

また、脳を提供した大人がどのような状態だったのかも問題です。ベッドに寝たきりで運動できない状態や、病気でストレスを感じている状態か鬱《うつ》状態の人だったら海馬の神経細胞の分裂が抑えられている可能性があるからです。2017年の学会での発表時にこうした点は議論されたはずですが、『ネイチャー』誌の論文はそれに答えていませんでした。

学術雑誌の格

学術雑誌にはピンからキリまでありますが、『ネイチャー』誌は非常に格の高い学術雑誌です。学術雑誌の格を表す指数にインパクトファクターというものがあります。この指数は学術雑誌に掲載された論文がその後に発表された論文にどれだけ引用されたかを調べて計算した数値です。例えば、2016年のある雑誌のインパクトファクターは、2014〜2015年にその雑誌で発表された論文が、2016年に発行された世界中の学術雑誌においてどれだけ引用されたかで算出されます。2年間に掲載された論文数が1000でそれらが2016年に発表された様々な論文に引用された総数が5000であったとするとインパクトファクターは5となります。引用される回数の多い論文は学術的インパクトが大きいと見なせるので、そうした論文を多く掲載した学術雑誌のインパクトファクターは高くなり、それが学術雑誌の格となります。2016年の『ネイチャー』誌のインパクトファクターは40でした。この数値がどれほどのものかを説明しましょう。現在全世界で刊行されている学術雑誌は1万2000ほどありますが、そのうちの半分以上(64%)がインパクトファクター2以下です。かなり評価が高い学術雑誌でもインパクトファクターは10前後で、40の『ネイチャー』誌はとびぬけており、全学術雑誌中でトップ10に入ります。

このような格の高い学術雑誌がなぜ「大人の海馬では神経細胞増殖が起こっていない」という論文を掲載したのか不思議です。論文は2017年4月に投稿され、審査が完了し採択されたのは2018年2月となっています。この10カ月という期間は通常の審査と比べてかなり長いので、審査員からいろいろ問題点を指摘されて追加実験や書き直しをしていたのだと思います。そうした問題点を承知していながら『ネイチャー』誌は論文を掲載しました。学術雑誌も売り上げが大事なので、マスコミが取り上げるようなニュースバリューの高い論文を掲載したかったのかもしれません。そう言えば、STAP細胞の論文が掲載されたのも『ネイチャー』誌でした。

コラム　脳の働き②　シナプス

イタリアの医師カミッロ・ゴルジ（1843〜1926）は、神経細胞だけを染め出す染色法を開発し、脳内の神経細胞ネットワークの存在を明らかにしてノーベル賞を授与されました。彼は、すべての神経細胞がつながって一つの細胞のようになっていると考えていたそうですが、電子顕微鏡で観察すると一つの神経細胞から伸びた軸索の末端と次の神経細胞とのあいだには隙間があり、つながってはいません。この接近した部分をシナプス synapse と呼びます。シナプスとは、ギリシャ語の syn（共に）と apsis（結合する）から作られた言葉です。

軸索末端部は少し膨らんでいて、そこには「神経伝達物質」と呼ばれる化合物の詰まった小さな袋があります。軸索末端に電気的シグナルが到達すると袋の中の神経伝達物質が次の神経細胞に向けて放出され、それが細胞表面にある受容体と呼ばれるタンパク質に結合してシグナルを伝えます（次ページ、図6参照）。

電気的シグナルを、直接次の細胞に伝えた方が速いのに、わざわざ神経伝達物質として伝えるのには訳があります。電気的シグナルが直接伝わると、それを受けた神経細胞は興奮することしかできません。しかし神経伝達物質にはいろいろな種類のものがあり、受け取った側の神経細胞を興奮させるものだけではなく、興奮しないように抑えるものもあるのです。神経細胞は、細胞内でプラスの電気が増えると興奮する性質を持っているので、神経細胞内にプラスの電気を持ったイオン（例えばナトリウムイオン）を流入させる神経伝達物質は、興奮を起こさせます。それに対して、受け取った神経細胞内にマイナスの電気

図6 シナプス

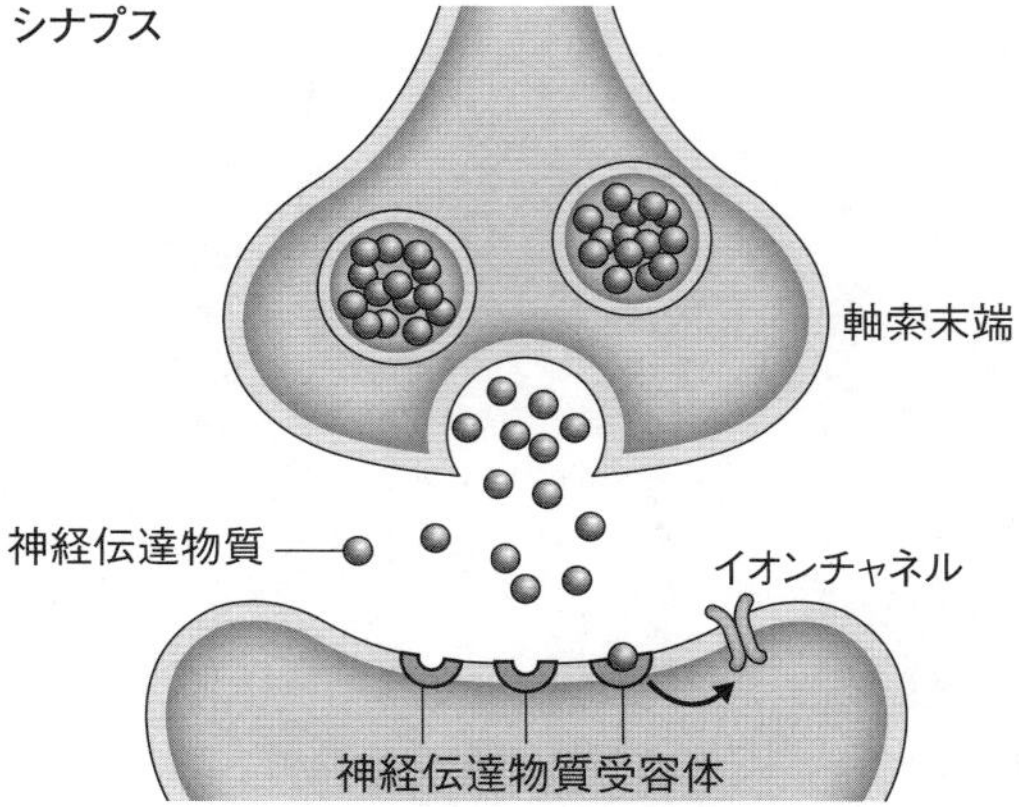

を持つイオン（例えば塩素イオン）を流入させる神経伝達物質は、興奮を抑え込みます。神経伝達物質と結合する受容体が、特定のイオンを通す通路（イオンチャネル）と結びついているため、神経伝達物質ごとに流入するイオンが異なり、それにより興奮性か抑制性かが決まります。

通常、脳内の神経細胞の樹状突起には、多数の神経細胞からの軸索がシナプスを形成していて、それぞれが興奮性あるいは抑制性のシグナルを送り込みます。神経細胞は刻々と変化する興奮性シグナルの数と抑制性シグナルの数を勘定し、興奮して軸索に電気的シグナルを送るか、そのままでいるかを判断します。そこで興奮して電気的シグナルを送ったとしても、その軸索末端から放出される神経伝達物質が興奮性のものとは限りません。軸索末端の小さな袋の中に入った神経伝達物質が興奮性のものか抑制性のものかは神経細胞ごとに決まっていて、抑制性の神経伝達物質を放出する場合もあるからです。興奮性の神経伝達物質を出す神経細胞でも、抑制性の神経伝達物質を出す神経細胞を刺激して間接的にその先の神経細胞を抑制することができますし、まわり回って自分にその抑制がかかることもあります。私たちの大脳皮質には１４０

億個とも言われる膨大な数の神経細胞があり、それらが複雑に入り組んだ神経細胞ネットワークを作っているのです。

やはり大人の海馬細胞の増殖は起こっている

やはりというべきか、『ネイチャー』誌の論文から1カ月後の4月5日に「歳をとっても海馬神経細胞の分裂は起こっている」という論文が別の学術雑誌『セル・ステムセル Cell Stem Cell』に掲載されました。実験のやり方は『ネイチャー』誌の論文のものと同じですが、この研究で使われた脳はコロンビア大学に献体された28人（14〜79歳まで）のもので、精神病の病歴がなく、抗うつ剤などを使用していなかった〝健康な〟ものだそうです。脳の保存もすべて一定の手順に従ったものだと強調しています。それらの脳から海馬を切り出して調べたところ、歳をとった脳でも若い脳と同じように新しく分裂した細胞が見られたと報告しています。ただ、歳をとった脳では新しい血管が少なく神経細胞間の接続もそれほど多くなかったそうです。海馬の神経細胞は歳をとっても分裂していますが、神経細胞間の接続減少が記憶や学習能力の劣化に関わっているようです。*13

この論文が掲載された『セル・ステムセル』という学術雑誌もインパクトファクターは23でかなり格の高い雑誌です。通常、こうした格の高い学術雑誌は過去に分かっていたことを追認しただけの論文は掲載しません。この研究では分裂したばかりの細胞を検出する新しいコンピューター技術が使われていたことも評価されたのでしょうが、なんといっても『ネイチャー』誌に「大人の海馬では神経細胞増殖が起こっていない」という論文が載ったことが大きいと思います。この論文の採択が最終的に決まったのは3月19日で、『ネイチャー』誌の論文が発表された3月7日の直後でした。

エピソード記憶と手続き記憶

てんかん治療のため海馬の一部を切除されたH・Mさんは、新たな記憶を作れなくなっただけでなく、少し前の記憶まで喪失してしまいましたが、言葉を発することは忘れておらず、さらに身体を使っておこなう運動や作業は練習によって技能を向上させることができました。このことは、日常の出来事の記憶である「エピソード記憶」の他に、自転車に乗ることや楽器を演奏することなどのように、繰り返し練習することによって身につく「手続き記憶」というものがあることを示しています。エピソード記憶が作られるのは海馬ですが、この手続き記憶は小脳のプルキンエ細胞を含むネットワークによって作られます。

繰り返し練習することにより技能が向上するメカニズムは次のように考えられています。身体を動かすための運動神経は、大脳から出たあと枝分かれして小脳にもシグナルのコピーを伝えるようになっています。小脳には、身体の状態についての感覚情報も届くので、小脳は両者を比較して、指令と実際の動きのあいだにどれだけズレがあるかを知ります。それが繰り返されるうちに、指令から大きくズレる動きを起こす運動神経のシグナルは小脳のところでブロックされて伝わらなくなるのです。こうして、思い描いたとおりの滑らかな動きができるようになります。このブロックが長期にわたって持続することが「手続き記憶」なのです。高齢者が、認知症になって兄弟の顔を忘れてしまっても、自動車の運転を忘れないというのは記憶が残る部位が異なるからです。

小脳の神経細胞に異常が起こると、歩くときにふらつく、手が震える、しゃべるときに舌がもつれるなど、身体を思うように動かすことができなくなる運動失調が起こり、これを脊髄《せきずい》小脳《しょうのう》変性症《へんせいしょう》といいます。認知症の患者が日本全国で460万人以上（2012年、厚生労働省調べ）いるのに対し脊髄小脳変性症の患者は3万人ほどです。このことから、小脳プルキンエ細胞より海馬神経細胞の方が脆弱で、老化に伴って機能異常を起こしやすいことが分かります。

第1章——参考文献

＊1　C.Y. McLean 他, **Human-specific loss of regulatory DNA and the evolution of human-specific traits**, *Nature* **471**, 216-219 (2011).

＊2　J.L. Boyd 他, **Human-chimpanzee differences in a FZD8 enhancer alter cell-cycle dynamics in the developing neocortex**, *Curr Biol.* **25** 772-779 (2015).

＊3　小川鼎三『医学用語の起り』東京書籍（1983）

＊4　W. B. Scoville & B. Milner, **Loss of recent memory after bilateral hippocampal**

lesions, *J. Neurol. Neurosurg. Psychiatry* **20**, 11-21 (1957).

＊5 Brenda Milner & Denise Klein, **Loss of recent memory after bilateral hippocampal lesions: memory and memories-looking back and looking forward**, *J Neurol Neurosurg Psychiatry* 2016; **87**: 230.

＊6 E. G. Jones & T. P. S. Powell, **An anatomical study of converging sensory pathways within the cerebral cortex of the monkey**, *Brain* **93**, 793-820 (1970).

＊7 Takashi Kitamura 他, **Engrams and circuits crucial for systems consolidation of a memory**, *Science* **356**, 73-78 (2017).

＊8 Chunmei Zhao 他, **Mechanisms and functional implications of adult neurogenesis**, *Cell*: **132**, 645-660 (2008).

＊9 Katherine G. Akers 他, **Neurogenesis Regulates Forgetting During Adulthood and Infancy**, *Science* **344**, 598-602 (2014).

＊10 Shawn F. Sorrells 他, **Human hippocampal neurogenesis drops sharply in children to undetectable levels in adults**, *Nature* **555**, 377-381 (2018).

＊11 P. S. Eriksson 他, **Neurogenesis in the adult human hippocampus**, *Nat. Med.* **4**,

1313-1317 (1998).

*12 K. L. Spalding 他, **Dynamics of hippocampal neurogenesis in adult humans,** *Cell* **153**, 1219-1227 (2013).

*13 Maura Boldrini 他, **Human Hippocampal Neurogenesis Persists throughout Aging,** *Cell Stem Cell* **22**, 589-599 (2018).

第2章　海馬の老化と認知症

歳をとると多少のボケは誰にでも起こります。私なども、ついさっきまで考えていたことをすぐ忘れるようになりました。ときには冷蔵庫の扉を開けてから「さて何を取りに来たのだっけ」となることもあります。心理学者によると、人間は扉を開けるという行為で状況が一新されると別の新しいことを考えるようにできていて、その切り替えの際に直前まで考えていたことを忘れてしまうのだそうです。別室にものを取りに行ってドアを開けたときや、外出しようとして玄関から出たときにもそのようなことが起こるようです。[*1] 歳をとると記憶の固定が弱くなり、そうした外部からの刺激で簡単に今まで考えていたことを忘れてしまうのでしょう。この程度のボケだとそれほど害はなく、忘れていた目的もしばらくすると思い出すのですが、それがひどくなると認知症です。

認知症

認知症の初期には物忘れがひどくなって同じ話を繰り返すようになり、判断能力が低下して買い物の支払いで小銭をうまく使えなくなります。理解力、集中力も低下するので周囲の会話についていけなかったりテレビドラマの筋が追えなくなったりします。

認知症が進むと、今日が何曜日か何月何日か分からなくなり、外で自分がどこにいるのか分からなくなって道に迷うようにもなります。そうした時にわずかに残っている昔の記憶、例えば若いころに住んでいた町の記憶と重ね合わせてしまい、さらに迷ってしまうことさえあります。症状がさらに進むと周りの人が自分にとってどのような関係にあるのか分からなくなり、次第に家族までもが分からなくなります。

友人の父親は、あるころから自分の息子のことが分からなくなっていたそうです。周りの人に合わせて彼のことを名前で呼んでいるが、どうも美味《おい》しいものを持ってときどき遊びに来るどこかのオジサンと思っているようだと言っていました。それでも毎日顔を合わせている彼の母親のことは妻だと認識していたそうです。親のこういう状態を見るのはつらいもので、自分もそうなるかもしれないと考えると気が滅入《めい》るとも言っていました。多くの人が最もなりたくない状態として認知症をあげます。

認知症と海馬神経細胞

前章で述べたように脳の海馬神経細胞は歳をとっても増殖しますが、神経細胞間の接続

（シナプス）が減少します。シナプスが減少するということはネットワークの更新がおこなえなくなるだけではなく、これまで作りあげたネットワークが壊れていくことを意味します。高齢になると新しいことを覚えられなくなるだけでなく、記憶の呼び起こしもうまくいかなくなる、すなわちボケるのですが、その原因はシナプスの減少なのです。さらに歳をとると海馬の神経細胞が老化し、ネットワークの崩壊も著しくなり認知症となります。

ボケや認知症を引き起こす海馬神経細胞の老化とシナプスの減少はどのようにして起こるのでしょうか。最近の研究から二つのメカニズムが提案されていますので紹介しましょう。

メカニズム1　海馬神経細胞を活性化する物質Xが加齢により減る

血液中には海馬神経細胞の老化を防ぐ未知の物質Xが含まれていて、歳をとって、それが減ることで老化が起こるという説です。海馬神経細胞の増殖が毛細血管のまわりで多いこと、および歳をとった人の海馬では毛細血管が少ないというコロンビア大学の研究者による報告を考え合わせると、血液により運ばれてくる因子（物質X）が海馬の老化に関係すると考えるのはごく自然なことです。

パラバイオシス

難しい手術が必要ですが、若いネズミの血管と年寄りネズミの血管をつなぎ、両方の身体に血液を循環させることが可能です。これをパラバイオシス parabiosis といいます。そのやり方は、若いネズミの心臓から出た動脈を年寄りネズミの全身に血液を送り込む動脈につなぎ、年寄りネズミの心臓から出た動脈を若いネズミの全身に血液を送り込む動脈につなぐのです。若いネズミの心臓から出た血液は、まず年寄りネズミの全身を巡ったあと年寄りネズミの心臓に集まり、そこから若いネズミの全身を巡り元の心臓に戻ります。このようにすると年寄りネズミの組織が若返り、寿命も長くなることが1960年代に報告されていました。ただ、この実験は手術が難しく、拒絶反応でネズミがすぐ死んでしまうこともあって実験数が限られます。そのため、結果が統計的に有意かどうか判断できるほどの実験はおこなわれていません。*2

2014年に、ハーバード大学の研究者たちはこの方法によって若いネズミとつながった年寄りネズミでは、脳の血流が増え神経細胞の増殖が活発になること、および筋力の減退も防げることを報告しました。[*3・4] 彼らは、脳の老化は脳内を流れる血液の減少とそれに伴う神経細胞の崩壊によって引き起こされ、それを防ぐのは血液中に含まれる増殖分化因子ＧＤＦ11 growth differentiation factor 11 であることも明らかにしました。このＧＤＦ11の濃度は年齢とともに低下するのですが、年寄りネズミにこれを注射して増やしてやると、筋力と持久力が戻るだけでなく脳の血液循環が改善し、神経細胞の増殖も活発になったのです。[*4]

この結果は非常に説得力があり多くの人が希望を抱いたのですが、残念なことに2年後（２０１６年）に「ヒトでは歳をとってもこのＧＤＦ11という因子が減少しない」ことが明らかになりました。すなわちヒトの脳の老化は、この因子の減少によるものではなかったのです。[*5]

一方、２０１４年にスタンフォード大学の研究者たちも若いネズミの血漿《けっしょう》が年寄りネズミの脳の老化を元に戻す、すなわちシナプスの可塑性《かそせい》が増し、記憶や学習能力が向上すると報告しています。[*6] 血漿とは血液に含まれる赤血球、白血球、血小板という大きな成分を遠心分離によって取り除いた液体部分のことです。ただ、その仕組みについてスタンフォード大学の研究者たちはハーバード大学の研究者たちとは別な見方をしています。彼らは、若い血液の中には海馬神経細胞ネットワークの接続部分であるシナプスを維持するために、必要なタンパク質の合成を活発にする未知なる因子（物質X）が含まれていると述べています。歳をとるとその因子が減るのでシナプス部分が脆弱《ぜいじゃく》になり、何かのはずみでそこが切れて記憶や学習能力が落ちるというのです。

コラム　脳の働き③　シナプスの可塑性

可塑性とは外から入ってくる刺激によって変化することができるということです。学習によって知識が増え、練習によって技能が向上するのは脳の神経細胞ネットワークが刺激によって変化していくからです。主な変化は神経細胞ネットワークの新規形成と再構築、およびシナプスにおけるシグナル伝達効率の変化です。その仕組みについてお話ししましょう。

グリア細胞

神経細胞ネットワークの新規形成や再構築には、神経細胞のまわりにあるグリア細胞の助けが必要です。脳では神経細胞ネットワークばかりが注目されますが、神経細胞のまわりには多数のグリア細胞が存在しており、神経細胞ネットワークを構造と機能の両面から支えています。グリア glia とは接着物質を意味するギリシャ語の γλοια (グロイア) からきた言葉で、日本で接着物質というと膠《にかわ》だったので以前は膠《こう》細胞と呼ばれていました。ところが最近は、膠を知らない人が増えてきたので、英語そのままのグリア細胞と呼ぶことが多いようです。グリア細胞は神経細胞の間に存在し、神経細胞と接着しながらネットワーク構造を支える細胞の総称で、代表的なものとしてアストロサイト、ミクログリア、オリゴデンドロサイトがあります。脳内に存在するそれらの細胞の大きさと形態を模式的に表したものが図7です。

アストロサイト astrocyte は突起を四方八方に伸ばした形が星のようなのでこの名がつきました。この突起で神経細胞や他のアストロサイトと結合し、神経細胞のまわりにスポンジのような空間（脳間質腔《のうかんしつくう》）を作ります。この空間は脳間質液と呼ばれる液体で満たされ、そこには血液で運ばれてきた栄養分や酸素が溶け込んでいます。アストロサイトは単に空間を作っているだけでなく、樹状突起《じゅじょうとっき》の成長や軸索《じくさく》の伸長を促す成長ホルモンのような物質を神経細胞に送り込むので神経細胞ネットワークの新規形成や再構築にも寄与します。[*7] ミクログリア microglia は血液中にある白血球と似ていて、アメーバのように動き回り、

図7 グリア細胞

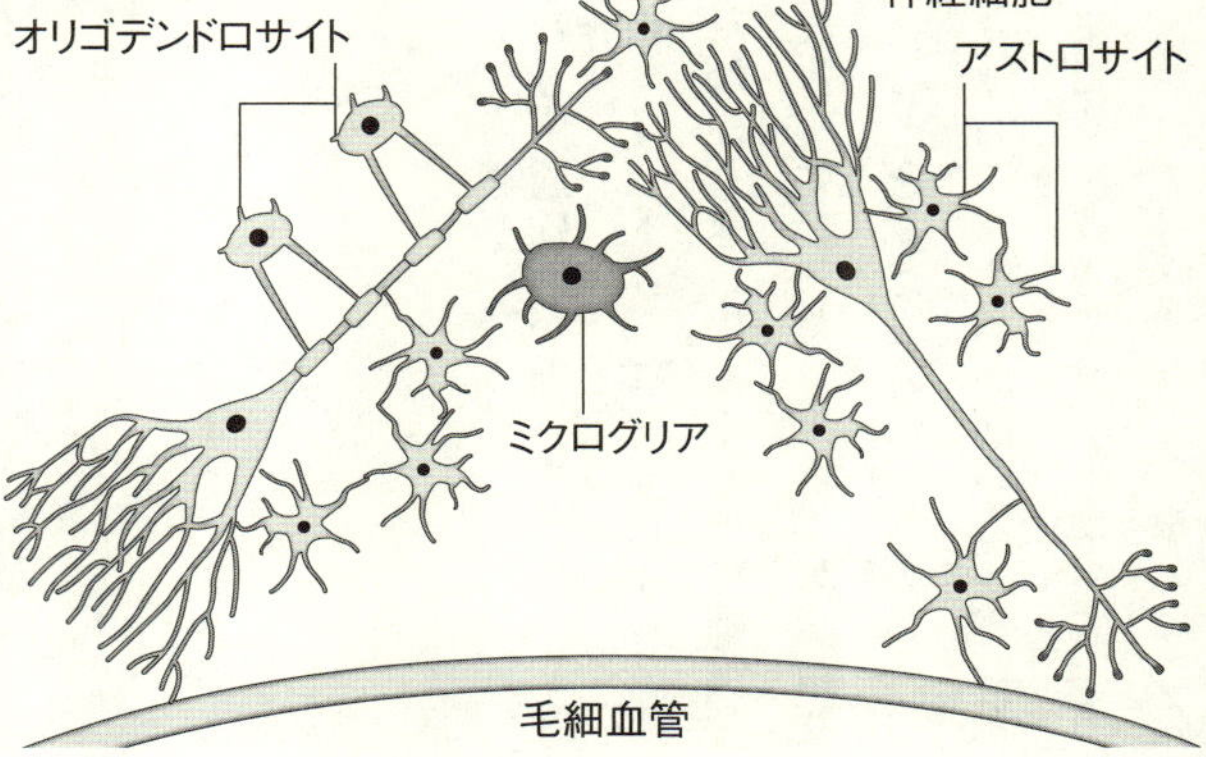

異物を包み込み分解する掃除屋です。この細胞が神経細胞ネットワークで不要になった部分を除去し、ネットワークの再構築に寄与すると考えられています。[*8] オリゴデンドロサイトは神経細胞の軸索に巻き付いて跳躍伝導をおこなえるようにし、ネットワーク内でシグナルが伝わる速度を高めます。

シナプスでの伝達

一方で、シナプスにはシグナルが何回もそこを通ると伝達効率が上昇するという性質があります。軸索末端から神経伝達物質が放出され、それが次の神経細胞上の受容体と結合することでシグナルが伝わるのですが、それが繰り返し起こると神経細胞が受容体の数を増やし、神経伝達物質が結合しやすくなる、すなわちシグナルが伝わりやすくなるのです。学習を繰り返すことでいろいろなことを覚えるのは、シナプスのこの性質を使っていると考えられます。一方で、繰り返しシグナルが伝わると神経軸索末端の神経伝達物質の量が減り、伝達しにくくなることもあります。しょっちゅう叱られていると「耳にタコ」ができ、少々のことを言われても応えなくなるのはこのせいかもしれません。

神経回路によっては軸索の末端に別な神経細胞の軸索末端がシナプスを作って刺激を与え、神経伝達物質の放出量を増やすことによってシグナルが伝わりやすくすることもあります（図8参照）。特別な出来事があった日の夕焼けの色が強く記憶に残る、などといった二つの出来事が結びついた記憶はこうしたシナプスによるものでしょう。一部のアストロサイトの突起先端はシナプス部分を包み込むようになっています。そのため、アストロサイトもシグナルの伝わりやすさを調整して脳の機能に関わると考える研究者もいます[*9]。

物忘れの原因もシナプスにおける伝達性能

図8 シナプスの伝達

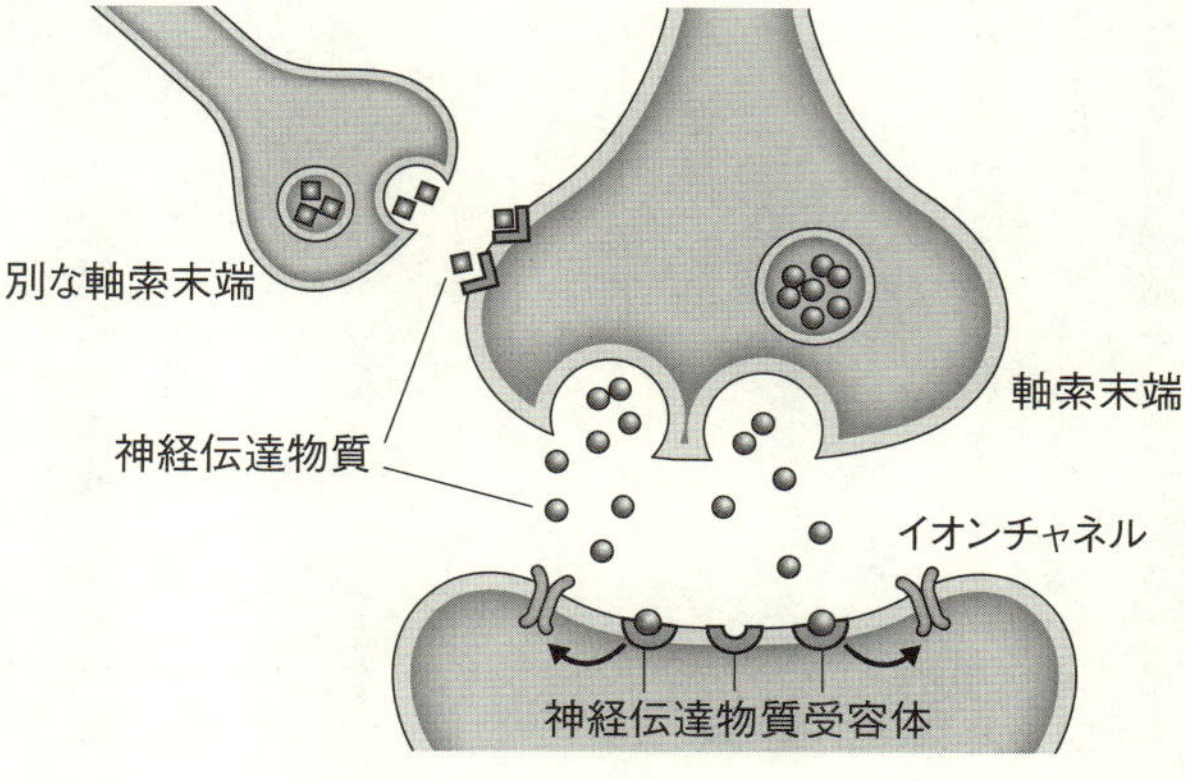

の劣化だと私は考えています。これは記憶がなくなってしまったのではなく、そこへ到達する経路をしばらく使っていなかったため、あるいはその経路を構成する神経細胞の老化のため使えなくなり、記憶していたことを意識の上に引き出すことができなくなった状態です。別なきっかけから忘れていたことをひょっこり思い出すことがありますが、それは別な経路をたどってみたらその記憶にたどり着けたということなのです。脳内の神経細胞ネットワークは複雑につながり合っているので、そのようなことが起こります。

ネズミを使った記憶実験

年寄りネズミに若いネズミの血漿を注入すると、記憶力が良くなり学習能力が向上したという結果は、どのような実験によって調べたものなのかと興味を抱かれる方も多いと思いますので、ここで説明しておきます。よく使われる実験装置は、モリスの水迷路 Morris water maze というもので、直径1・3mほどの円形水槽に乳白色の水を満たし、そこにネ

図9 モリスの水迷路

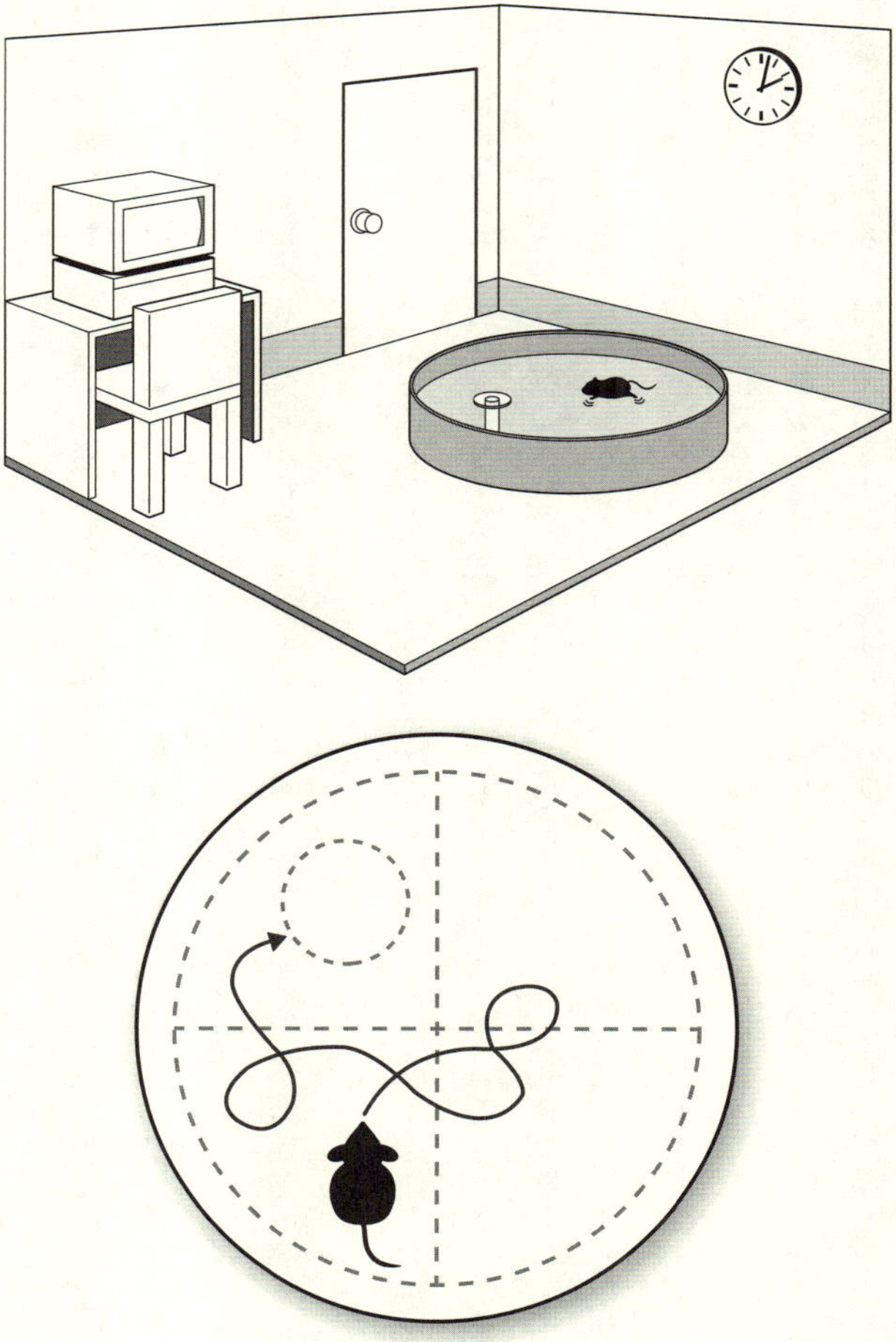

ズミを入れて無理やり泳がせるというものです。水の中にはネズミの足がつく高さの小さな台が一つ置いてあり、そこに到達できれば泳がなくて済むのですが、水が乳白色なのでネズミには見えません。この水槽に入れて何回か泳がせると、水槽のまわりに置かれた家具の位置などから台のある場所を覚え、そこに向かって泳いでいくようになります。そうなるまでの遊泳回数や到達時間が短縮されていく経過を調べて記憶・学習能力の高さを推し測ります。

少し細かいことですが、ネズミを水槽に入れる位置を毎回変えるという操作も大事です。毎回同じ位置で入れると、まわりの景色の記憶（エピソード記憶）ではなく、ある方向に泳いでいけばよいという記憶（手続き記憶）が入ってきてしまい、海馬を切除しても台のところに行きつけるようになってしまうのです（もちろん多くの遊泳回数が必要となりますが）。毎回入れる位置を変えると手続き記憶は使えなくなるので、海馬を切除したネズミはいつまでたっても台の位置を覚えられません。

記憶がどれだけ残っているかをみるには、台を取り除いてから泳がせ、それが元来あった付近を泳ぎまわる時間を調べます。全遊泳時間のうち、台が置いてあった場所を中心とした円の四半分の領域にどれだけの時間滞在したかを計測するのです。記憶が残っていれば四半分の領域に滞在する時間の割合は高く、記憶が薄れていくと水槽全体を泳ぎまわるようになるので割合は低くなります。

ごく普通の迷路の終点に餌を置いて、そこへ向かわせるという実験でも同じことを調べられますが、何回も実験をしていると通路にネズミの匂いが残ってしまうことがあります。水の中を泳がせるこの方法ではその心配がありません。こうした計測は水槽の上にビデオカメラを据えつけ、泳いだ経路をパソコンに取り込んで解析します。

単に記憶だけを調べるのでしたら電気ショックによる方法があります。ネズミをある環境下に置いて、足から軽い電気ショックを与えます。それを繰り返すとネズミは学習し、その環境下に置くだけで恐怖のあまり身動きできなくなります。その身動きできなくなる反応を使って記憶を調べるのです。

臍帯血による若返り

2017年4月、スタンフォード大学の研究者たちは年寄りネズミの血管に〝ヒト〟の血漿を注入するという実験の結果を報告しています。[*10] 高齢者や若者から採取した血漿の他に臍帯《さいたい》（へその緒）の血漿も使って実験をおこなったところ、臍帯や若い人の血漿を注入すると年寄りネズミの海馬神経細胞の活動性指標として用いられているｃ－Ｆｏｓというタンパク質の合成が活発になったが、高齢者の血漿では活発にならなかったそうです。最も効果が高かったのが臍帯の血漿で、それによって学習および記憶能力も高まったと報告しています。実験室で細胞を培養する際に、培養液に少量のウシ胎児血清を入れると育ちが良くなるので、胎児の血液あるいは臍帯の血液中には細胞の活性化および増殖に有効な微量因子が含まれていることは確かです。

この報告では、歳をとって海馬の神経細胞間のネットワークが壊れやすくなる仕組みについても言及しています。神経細胞がネットワークを作る際の接着部位であるシナプスのまわりは、コラーゲンなどからなる繊維状物質によって取り囲まれ、接着が外れないように補強されています。一方で組織内にはそうした繊維状物質を切断し細胞同士の接着を弱める酵素も存在しています。この酵素は組織が大きくなる時や壊れた細胞を取り除いて修復する時に必要なのですが、それが海馬で働くと大切な神経細胞間ネットワークを脆弱にしてしまいます。それを防ぐために、この酵素の働きを妨害するタンパク質を海馬で大量に合成することが重要で、臍帯や若い人の血漿中にはその合成を促す因子が多く含まれているが、老人の血漿中には少ない、というのがスタンフォード大学の研究者たちの考えです。

血漿注入とアルツハイマー病

スタンフォード大学でこうした研究を指導していたトニー・ワイス＝コーレイ教授はアルカヘスト社を設立し、若者の血漿をアルツハイマー病患者に注射してその効果を調べるという研究をはじめました。２０１７年11月の学会で、安全性が確認でき日常生活における機能の改善が少しみられたと報告しましたが、[*11] 多くの研究者がこの実験には懐疑的です。そもそも前に述べた実験はネズミを使ったものであり、それがヒトに同じように効くかどうかは分かりません。これまでにもネズミでは効くが、ヒトには効かないという薬がたくさんありました。ハーバード大学の研究者たちが提唱したＧＤＦ11も、ネズミでは歳とともに減少していたのですが、ヒトでは減少しなかったのです。さらに、実験に使ったネズミは年寄りといっても人間でいったら中高年くらいにあたり、本当に高齢とはいえなかったのです。期待を膨らませておいてそれを針で突っついてしぼませるようで恐縮ですが、若者の血液や臍帯血からすぐに認知症予防の妙薬ができるというわけにはいかないようです。

メカニズム2　海馬神経細胞を不活性化する物質Xが加齢により増える

メカニズム1は、歳をとると海馬神経細胞を「活性化させる物質が減る」という説でしたが、メカニズム2は、歳をとると血液中に海馬神経細胞の「活性を抑える物質が増える」という説です。

カリフォルニア大学バークレー校の研究者らは年寄りネズミの血液中に認知機能低下に関係する物質が含まれていることを血液交換実験によって示しています。*12 実験のやり方は先ほど述べた血管をつなぎ替えるパラバイオシスと似ていますが少し違っていて、ポンプを使って年寄りネズミの血液を少量若いネズミに入れ、少し時間をずらして同じ量の血液を若いネズミから年寄りネズミに戻すということを何回か繰り返すというものです。交換した血液量と回数から計算して、両者の血液は90%以上均一に混ざり合っていると研究者らは述べています。長期にわたるパラバイオシスでは血液を通じて若いネズミの臓器（例えば腎臓《じんぞう》や肝臓）が年寄りネズミの臓器の機能の衰えを補うようになるので、血液中の成分だけの効果ではなくなる可能性があります。短期間の血液交換だと血液中の成分だけの効果を調べることができるのです。

この実験では、若いネズミの海馬神経細胞の分裂が抑制されました。大事な点はその抑制の程度です。若いネズミに多い有効成分が年寄りネズミの血液で薄まっただけなら分裂が半分に減り、一方で年寄りネズミは、その有効成分のおかげで分裂が盛んになるはずです。ところが、実験では若いネズミの分裂は3分の1ほどになってしまい、年寄りネズミの分裂も活発にならなかったのです。この結果は、年寄りネズミの血液中に海馬神経細胞を不活性化する物質があることを示しています。

物質Xは何か

スタンフォード大学の研究者らは、白血球などの動きを活発にし、炎症反応に関与するケモカイン chemokine というタンパク質が老齢ネズミの血液中に増え、それが海馬神経細胞ネットワークにおけるシナプスの可塑性を失わせ、学習能力や記憶力を減退させるのではないかと報告しています。ヒトでも老化すると血漿中や脳脊髄液《せきずい》（脳や脊髄を包み込んでいる液体）中にケモカインが増えることが観察されており、ケモカインの一種であるエオタキシンを若いネズミに注入すると学習能力や記憶力が落ちたそうです。[*13] カリフォルニア大学バークレー校の研究者らはもう少し踏み込んだ研究をしています。トランスフォーミング増殖因子ベータ（ＴＧＦ-β）は本来炎症反応を抑えるものですが、老化によって増えすぎると組織に炎症を起こさせるようになり、これが海馬神経細胞不活性化の原因だというのです。実際、ＴＧＦ-βの作用を妨害する薬を注入すると年寄りネズミの海馬でも神経細胞の増殖が活発になったと報告しています。[*14] どちらの研究グループも、歳をとると脳内に炎症反応を起こさせる物質が増え、それが原因で海馬神経細胞ネットワークの劣化とシナプスの減少が起こり認知症になると考えています。

炎症反応とは

とげが刺さったり刃物で切ったりした傷口付近が赤く腫《は》れ上がるというのが一般にいわ

れる炎症ですが、そこでは次のようなことが起こっています。傷口から細菌が体内に侵入し増殖すると、皮膚に配置されている特殊な細胞がそれを感知し、血管を広げるヒスタミンという物質をまわりに放出します。血管が広がると、血管壁を作っている細胞と細胞のあいだに大きな隙間ができ、そこから抗体タンパク質やアメーバのような白血球が傷口付近に出てきます。抗体タンパク質は細菌を動けなくし、白血球は細菌を包み込むようにして食べ、分解します。白血球は細菌を食べながら、応援の白血球を呼び寄せる物質を放出します。その物質は仲間を呼ぶだけでなく、ヒスタミン同様、血管を広げる作用もあるので、傷口付近は血流が増し赤くなります。さらに、血管壁細胞の隙間から水やタンパク質が外に滲《し》み出てくるので、傷口付近は膨らみます。これが「赤く腫れる」ということなのです。

白血球がこのようにして外敵を退治することが本来の炎症なのですが、それ以外の様々な場面で白血球による攻撃が起こることも炎症反応と呼んでいます。脳内にもミクログリアという白血球のような細胞があり、神経細胞ネットワークの再構築に関わっているという話を前にしました（47ページ参照）。老化によって海馬の神経細胞ネットワークやシナプスに問題が起こるとしたら、このミクログリアが関係するのではないかと考えて、スタンフォード大学やカリフォルニア大学の研究者たちは、炎症反応を引き起こす物質に目を向けたのです。

老化した細胞を除去すると若返る

老化した細胞が血液中に放出する有害物質が他の細胞を傷つけ、それが全身の老化につながるという考えは前からあったのですが、その老化した細胞を選択的に除去すればネズミを若返らせることができるという論文が２０１７年にオランダのエラスムス大学から発表されました。

私たちの細胞には、老化して機能が衰え、身体に良くない物質を作るようになってしまったときには自ら死ぬという仕組み（アポトーシス）があります。その仕組みがうまく働かないと、老化した細胞がいつまでも残って有害物質を作り続け、それが全身の老化を早めます。アポトーシスが適切に起こらなくなる原因はＦＯＸＯ４というタンパク質がアポトーシスを起こさせるｐ53タンパク質と結合してその働きを妨害するためでした。そこで、このＦＯＸＯ４が妨害できないようにする薬剤を投与すると、老化した細胞はアポトーシスによって壊れてしまい、元気な細胞だけが残ります。このようにして老化した細胞を体内から除去すると、歳をとったネズミが元気に運動するようになり、体毛の密度が高まり、腎臓の機能が回復したのです。[*15] 残念なことに、この実験では若返ったネズミの海馬神経細胞の増殖がどうなっているかについてまでは調べていませんが、老化細胞が減り血液中の有害物質が減少すれば海馬にも良い影響が出る可能性はあります。

細胞を人為的に若返らせると

私たちの身体は受精卵という一個の細胞から作られます。その細胞が分裂・増殖して神経、筋肉、骨、内臓、皮膚といった様々な細胞になるのです。木の幹 Stem から枝が分かれ、その先に葉がつき花が咲くというイメージから、受精卵は幹《かん》細胞（Stem 細胞）と呼ばれます。京都大学の山中伸弥教授が作り出したｉＰＳ細胞の特徴は、条件によって網膜の細胞や心臓の細胞というように、いろいろなタイプの細胞になりうる点です（多能性 Pluripotent）。ｉＰＳ細胞という名前は細胞の性質が受精卵が分裂し始めた初期のころの多能性幹細胞（Pluripotent Stem 細胞）に非常に近いことからつけられました。ｉＰＳ細胞の最初に書いてある小文字のｉはinduced（誘導した）という単語の頭文字で、人為的にそのような状態にしたという意味です。いくつかの遺伝子を人為的に活性化することにより、普通の細胞を初期の幹細胞に近い状態に戻したのがｉＰＳ細胞なのです。山中教授はそのために必要な遺伝子群を明らかにしたのでノーベル賞を授与されました。

私たちの細胞内でそれらの遺伝子群を活性化させれば、細胞を若返った状態にできる可能性があります。ところがネズミを使ってそうした実験をおこなうと、分裂が活発になり過ぎて〝がん〟になってしまいます。そこで、アメリカ・カリフォルニア州にあるソーク研究所の研究者たちは、この遺伝子群を外部からの薬剤でコントロールできるようにして短い期間だけ活性化させる方法を編みだしました。老化が異常に早く進む早老症と呼ばれる病気のネズミを使って実験したところ、がんは発症せずに臓器の機能が改善し、細胞老化の兆候である分子の出現も減ったそうです。正常な歳をとったネズミを使って実験した場合は、筋肉と膵臓《すいぞう》に傷を負わせた時の修復が、何もしなかったネズミと比べて早くなったと述べられています。*16

ただし、こうした実験はあらかじめ遺伝子に細工をして、外部からコントロールできるようにしておかなければならないので、人間でおこなうことはできません。薬だけで細胞を若返らせることができたらよいのですが、それはなかなか難しそうです。

第2章——参考文献

*1 G. A. Radvansky 他, **Walking through doorways causes forgetting: Further explorations**, *Q J Exp Psychol* **64**, 1632-45 (2011).

*2 Michael J. Conboy 他, **Heterochronic parabiosis: historical perspective and methodological considerations for studies of aging and longevity**, *Aging Cell* **12**, 525-530 (2013).

*3 Lida Katsimpardi 他, **Vascular and Neurogenic Rejuvenation of the Aging Mouse Brain by Young Systemic Factors**, *Science* **344**, 630-634 (2014).

*4 Manisha Sinha 他, **Restoring Systemic GDF11 Levels Reverses Age-Related**

Dysfunction in Mouse Skeletal Muscle, *Science* **344**, 649-652 (2014).

＊5 Marissa J. Schafer 他, **Quantification of GDF11 and Myostatin in Human Aging and Cardiovascular Disease**, *Cell Metabolism* **23**, 1207-1215 (2016).

＊6 Saul A. Villeda 他, **Young blood reverses age-related impairments in cognitive function and synaptic plasticity in mice**, *Nature Medicine* **20**, 659-663 (2014).

＊7 Maiken Nedergaard 他, **New roles for astrocytes: redefining the functional architecture of the brain**, *Trends Neurosci.* **26**, 523-530 (2003).

＊8 Dimitrios Davalos 他, **ATP mediates rapid microglial response to local brain injury in vivo**, *Nature Neuroscience* **8**, 752-758 (2005).

＊9 A. Araque 他, **Tripartite synapses: glia, the unacknowledged partner**, *Trends Neurosci.* **22**, 208-215 (1999).

＊10 Joseph M. Castellano 他, **Human umbilical cord plasma proteins revitalize hippocampal function in aged mice**, *Nature* **544**, 488-492 (2017).

＊11 **Clinical Trials on Alzheimer's Disease Conference in Boston** (2017).

＊12 Justin Rebo 他, **A single heterochronic blood exchange reveals rapid inhibition**

of multiple tissues by old blood, *Nature Communications* **7**, Article number: 13363 (2016).

＊13 Saul A. Villeda 他, **The ageing systemic milieu negatively regulates neurogenesis and cognitive function**, *Nature* 477 (7362) : 90-94 (2011).

＊14 H. Yousef 他, **Systemic attenuation of the TGF-β pathway by a single drug simultaneously rejuvenates hippocampal neurogenesis and myogenesis in the same old mammal**, *Oncotarget*. **6** (14) :11959-11978 (2015).

＊15 M.P. Baar 他, **Targeted Apoptosis of Senescent Cells Restores Tissue Homeostasis in Response to Chemotoxicity and Aging**, *Cell*. **169**, 132-147 (2017).

＊16 Alejandro Ocampo 他, ***In Vivo* Amelioration of Age-Associated Hallmarks by Partial Reprogramming**, *Cell* **167**, 1719-1733 (2016).

第3章　アルツハイマー病

老化に伴い脳の海馬の機能が低下し、新しい記憶の形成がうまくおこなえなくなるのが認知症ですが、アルツハイマー病の初期症状も記憶の形成障害です。そのため、アルツハイマー型認知症とも呼ばれますが、一般的な老化による認知症との大きな違いは、進行がより速く人格の変化も伴う点です。遺伝的な問題により若いうちから病変を示す人が少数いる一方で、多くの人は生活習慣や環境といった要因が絡まりあって高齢になってから発症します。理由はよく分かっていませんが発症率は女性の方が2倍ほど高いそうです。脳内では、海馬とのつながりが深い側頭葉の内側部にある嗅内野《きゅうないや》に最初の病変が現れ、さらに海馬や他の部位へと病変が拡大していきます。[*1]

アミロイド斑

アルツハイマー病患者の脳では、神経細胞やグリア細胞のあいだにアミロイド斑《はん》と呼ばれる塊《かたまり》が見られます。この塊は、アミロイド前駆体《ぜんくたい》タンパク質が分解されてできた、40個ほどのアミノ酸からなる、断片（アミロイドβ）が凝集したものです。また、神経細胞内ではタウと呼ばれる線維状タンパク質のもつれが見られ、徐々に神経細胞間のネットワークが失われていきます。これまで述べてきたように、私たちの記憶や思考は脳の神経細胞が作るネットワークの働きによるものですから、それが失われると記憶や考え方に異常が起こるのは当然です。

しかし、脳の神経細胞のあいだにアミロイド斑ができることがアルツハイマー病の原因なのか、それとも別な原因があって、その結果としてアミロイド斑ができるのかについては意見が分かれています。

アミロイド斑がアルツハイマー病の原因であると考える人たちは、次のようなことを理由としてあげます。まず、アルツハイマー病患者全体の1％ほどですが、遺伝的に必ずアルツハイマー病になる人たちがいます。これらの人たちの遺伝子を調べると、どの人もアミロイドβを作る過程に関係する遺伝子に突然変異が起こっているのです。ある人の場合、アミロイド前駆体タンパク質の遺伝子に突然変異が起こってアミノ酸の並び方が変わったため、分解されてできたアミロイドβの長さや溶解度が通常のものと違っていました。別な人の場合、アミロイド前駆体タンパク質を分解してアミロイドβを作るセクレターゼという酵素の構成成分であるプレセニリンの遺伝子に突然変異が起こり、通常より長いアミロイドβを多く作るようになっていました。どちらの場合も、作られたアミロイドβが凝集しやすく、アミロイド斑を作りやすくなっていたのです。遺伝子工学の技術を使って、ネズミの遺伝子を同じように改変すると、ネズミの脳にアミロイド斑ができ、迷路を使った実験をおこなうと、記憶をうまく形成できていないと思われる動きをするようになります。

もう一つの理由は、ダウン症患者に関するものです。ダウン症は体細胞の21番染色体が通常より一本多く存在する（計3本）ことで発症する先天性疾患です。アミロイド前駆体タンパク質の遺伝子はこの21番染色体上にあるので、作られるアミロイドタンパク質の量は一般の人より多く、ほとんどのダウン症の人は、40歳までに脳の中にアミロイド斑ができます。すべてのダウン症の人がアルツハイマー病になるわけではありませんが、65歳以上のダウン症患者の75%がアルツハイマー病を発症します。

一方で、アミロイド斑はアルツハイマー病の原因ではないと考える人は、アミロイド斑があっても頭脳明晰《めいせき》な人がいることを理由としてあげています。２０１６年11月にアメリカのサンディエゴでおこなわれた神経科学会の年会で、90歳を超えても50代や60代の人に負けないくらいしっかりしていた8人の人たちの死後の脳の解剖結果が紹介されました。そのうちの2人はアミロイド斑や神経細胞内線維にもつれのないきれいな脳で、4人は年相応にアミロイド斑があり細胞内線維のもつれも見られる脳でした。しかし、残りの2人はアルツハイマー病と診断されてもおかしくないほど大量のアミロイド斑があり、神経細胞内に線維のもつれもかなり見られました。アミロイド斑や神経細胞内線維のもつれにもかかわらず、この2人の脳神経細胞ネットワークはとても健康な状態だったのです。

アミロイド斑とアルツハイマー病には強い関連があるのは確かですが、科学の世界ではこうした反対の事例が一つでもあると仮説は崩れてしまいます。これらの人たちがアルツハイマー病にならなかったのには別の理由があることを証明できないとアミロイド仮説は危うくなります。

アミロイド斑の形成

それでも、現在のところ最も広く信じられているのがアミロイド仮説です。先ほど述べたように、このアミロイド斑はアミロイド前駆体タンパク質分解経路の遺伝的欠陥によっても生じますが、そうした人はごくわずかです。では、遺伝的欠陥を持たない多くの人の脳で、アミロイド斑はどのようにして生じるのでしょうか。

その一つが、脳内の炎症反応がアミロイド斑の形成に関わるという説です。炎症反応は第2章で述べたように、白血球が異物を包み込んで分解する反応のことです。脳内にもミクログリアという白血球のような細胞があり、神経細胞ネットワークのつなぎ替えによる再構築や老廃物の分解をおこなっています（47ページ参照）。当初、脳内に蓄積したアミロイドβが、ミクログリアの老廃物（アミロイド斑）分解機能を抑えると同時に、アミロイド前駆体タンパク質の分解を促すため、アミロイド斑が雪だるま式に成長してしまうと考えられました。ところが、このミクログリアの老廃物分解機能を人為的に〝活性化〟させてみたところ、逆にアミロイド斑が大きくなってしまうことが分かったのです。

この実験では、アミロイド前駆体タンパク質遺伝子に突然変異を導入し、生後約6カ月あたりからアミロイド斑が出現するようにしたネズミが使われました。生後3カ月目のネズミに炎症反応を誘発する物質であるリポ多糖を注射して脳内のミクログリアを活性化すると、その後のアミロイドβとアミロイド斑の量が注射しなかったものに比べて増えたのです。[*2] 刺激を受けたミクログリアがアミロイドβを包み込んで分解するのですが、分解されてできたものが核となり、そこにアミロイドβが絡まってアミロイド斑が成長したのではないかと説明されています。

炎症反応説を支持する研究結果がいくつかあります。リウマチの治療薬として炎症を抑える薬剤が使われるのですが、このリウマチ治療薬を飲んでいる人はアルツハイマー病になりにくいということが以前から知られていました。また、先ほど述べたアミロイド斑を作りやすいネズミにさらに遺伝子操作を施して炎症反応を起こしにくくしたところ、アミロイド斑が出現せずアルツハイマー病の症状が現れなかったという報告もあります。[*3]

最近注目されているのが、細胞から放出されたアミロイドβを除去する作用のある脳間質液（神経細胞やグリア細胞のあいだにある液体）の循環における異常です。脳間質液の循環については「第5章　睡眠と脳」で詳しく説明しますが、その循環に問題があるとアミロイドβがいつまでも脳間質液から除去されないため、アミロイド斑ができてしまうのです。

アルツハイマー病の原因

神経細胞ネットワークが壊されるわけですから、〝脳内で何らかの炎症反応が起こり、それによってミクログリアが活性化されることがアルツハイマー病の原因〟ということでは多くの研究者の意見が一致しています。見解が異なるのは、炎症反応を誘発するメカニズムです。アミロイド仮説ではアミロイド斑あるいはアミロイドβがミクログリアを刺激して活性化すると考えていますが、別な炎症反応誘発物質によりミクログリアが活性化されるという説もあります。[*4] その場合、アミロイド斑はミクログリアの異常活動によって作られてしまった副産物であり、直接の原因ではないということになります。

ある病気の本当の原因を特定するのは非常に難しいものです。アルツハイマー病はウイルスの感染が直接の原因で、アミロイド斑はその結果だと言う研究者もいます。[*5] アルツハイマー病の患者には歯周病の人が多いので、歯周病菌がミクログリアを刺激していると言う研究者もいます。[*6] しかし、多くのアルツハイマー病の患者の脳にウイルスや細菌の感染が見つかったとしても、それだけでは証明になりません。アルツハイマー病になる過程で脳の防御機構が弱まってウイルスや細菌が侵入したかもしれないのです。直接の原因であることを証明するには、健康な人にウイルスや細菌を感染させてアルツハイマー病になることを示さないといけません。動物実験でそれを示すことができたとしても人間で同じように起こるとは言えません。

胃潰瘍《いかいよう》の原因の一つが胃の中に生息するピロリ菌であることを明らかにしてノーベル生理学・医学賞を受賞したオーストラリアのバリー・マーシャル博士は、自分自身でピロリ菌を飲んで胃潰瘍になることを示して自説を証明して見せました。胃潰瘍なら治療は可能ですが、アルツハイマー病は治療法がないので、そのような実験をする訳にはいきません。いずれにしても「脳内での炎症反応」というのが、最近の認知症およびアルツハイマー病研究ではキーワードになっています。

抗体による治療

アルツハイマー病がアミロイド斑によって引き起こされるかどうかについては、近いうちに結論が出るでしょう。最近のことですが、アミロイドβとだけ結合するモノクローナル抗体〝アデュカヌマブ aducanumab〟を注射してアミロイド斑を減らすことができたのです。まだ少数（165名）の患者での治験なのではっきりとした結論は出ていませんが、アミロイド斑の減少に伴って認知機能も少し改善したと報告されています。[*7]

ただ、こうした結果は製薬会社の命運に関わることなので、最初は期待を持たせるように報告するものです。これまでにも類似のモノクローナル抗体〝ソラネズマブ solanezumab〟を使った治験で、少人数の治験時に有望そうに見えたものが、大人数で調べたら効果がなかったことがありました。このアデュカヌマブを作った米バイオジェン社もその点は承知しているようで、これからおこなう大規模治験において、全世界の企業と契約を結び、将来得られる可能性のある販売利益と引き換えに治験費用を出してもらい、リスクを分散させようとしていました。日本ではエーザイが、日本とアジア（中国と韓国を除く）における利益の80％をもらう代わりに、2018年は治験費の15％、2019年以降は45％を負担する契約を結んだそうです。

2019年春、バイオジェン社とエーザイはアデュカヌマブの臨床試験を中止すると発表しました。これまでの試験結果から、この治療法が効果を現す公算は小さいと判断したためと説明しています。かなり期待を集めていただけに、この結果に対しての失望は大きく、アミロイド仮説に対する疑念の声も高まりそうです。

モノクローナル抗体

ここでモノクローナル抗体について説明しておきましょう。私たちの身体の中で作られるタンパク質で、特定の化合物あるいはタンパク質とだけ結合するものを抗体と呼びます。よく知られている免疫抗体は、病原菌の表面にあるタンパク質と結合して病原菌の活動を止めるものですが、原理的にはどのようなタンパク質に対しても抗体を作ることができます。体内には抗体を作る細胞があり、通常は一つの標的タンパク質に対して複数の細胞が少しずつ異なった抗体を作ります。そのなかで結合力の強い抗体を作る細胞を一つだけ選び出し（モノクローン monoclone）、増殖させると、均質で結合力の強い抗体を大量に作ることができます。この抗体をモノクローナル抗体と呼びます。

以前は、抗体を作る細胞の中から目的にかなうものを選び出してモノクローナル抗体を作らせていたのですが、現在では全抗体遺伝子の中から標的タンパク質と強く結合する抗体の遺伝子を選び出し、それを培養細胞に導入して抗体タンパク質を作らせています。現代の技術を使えば遺伝子を選び出すことはそれほど大変ではありません。そしてその遺伝子をいくらでも増やすことができますし、より強く標的タンパク質と結合するように改変することもできるのです。

モノクローナル抗体を主成分とした治療薬の名前には、アデュカヌマブのように語尾にマブ mab がつきます。それはモノクローナル抗体の英語表記 **m**onoclonal **a**nti-**b**ody に由来します。2018年のノーベル生理学・医学賞を受賞した本《ほん》庶《じょ》佑《たすく》京都大学特別教授が開発したがん治療薬もモノクローナル抗体で〝ニボルマブ nivolumab〟(商標名:オプジーボ)という名前です。

炎症反応と病気

第2章で述べたように、炎症反応とは、細菌などから身体を守るために白血球が活性化され、仲間を呼び寄せて攻撃することなのですが、侵入した細菌に対する攻撃のように急性のものと、穏やかでじわじわ進む慢性のものがあります。実は、この穏やかに進む白血球の攻撃が認知症やアルツハイマー病だけでなく様々な病気の原因と考えられているのです。

そうした病気の例をいくつか紹介します。

動脈硬化：動脈血管の内側に〝かさぶた〟のようなものができるのが動脈硬化で、血液の流れを妨げるため心筋梗塞や脳梗塞を引き起こします。このかさぶたにはコレステロールが多く含まれるので、血液中のコレステロールが血管壁に沈着してできると考えられてきましたが、実は血管壁にできた傷に白血球が集まり、それらが血液中を流れてきたコレステロール顆粒《かりゅう》を細菌と間違えてのみ込み肥大化したものでした。原因は炎症反応だったのです。

I型糖尿病：食後に血糖値が上がってもインスリンが分泌されず、いつまでも血糖値が下がらないのがI型糖尿病です。この原因は、インスリンを作る膵臓《すいぞう》の細胞を白血球が間違って攻撃して、インスリンを作れなくしたためでした。これは自身の細胞に対する炎症反応です。

関節リウマチ：関節の腫《は》れや痛みは炎症そのものですが、原因は白血球が間違って自身の関節細胞を攻撃したためです。

アレルギー：花粉や食物に対してアレルギーになるのは、身体にとって害のないこれらの物質に免疫タンパク質と白血球が過剰に反応するためです。これも一種の炎症反応です。

オメガ3系脂肪酸と炎症反応

これらの病気に共通する特徴は、〝白血球が過敏になり〟自分自身の細胞あるいは害のない相手を攻撃することです。治療で使われる抗炎症薬は、白血球が仲間を呼び寄せる時に使う物質を合成できないようにして、過敏になった白血球の活動を抑えます。抗炎症薬ではありませんが、オメガ3系脂肪酸であるエイコサペンタエン酸（EPA）、ドコサヘキサエン酸（DHA）、アルファリノレン酸（ALA）も白血球を呼び寄せる物質の合成を抑えるので、それらを多く含む食品を食べると、前ページで述べたような病気を防ぐ効果があると考えられています。[*8] EPAとDHAは青魚やサケに多く含まれ、ALAは亜麻仁《あまに》油やナッツに多く含まれています。肉より魚を多く食べ、時々ナッツをつまむようにしていると、動脈硬化やリウマチだけでなく、認知症やアルツハイマー病も防げるかもしれません。[*9]

コラム　オメガ3系脂肪酸

最近よく耳にするエイコサペンタエン酸（EPA）やドコサヘキサエン酸（DHA）というオメガ3系脂肪酸は、20個ほどの炭素がつながってできた分子の中に二重結合が5〜6カ所ある化合物で、複雑に折れ曲がった構造をもっています。これらの脂肪酸は軸索《じくさく》の伸長を助けて神経細胞ネットワーク形成に重要な役割を果たすことが知られています。例えば、ネットワーク形成が盛んな幼児期にEPAとDHAが不足すると網膜の発達が悪くなり、脳の発育が遅れて、注意欠陥多動障害や発達性協調運動障害といった発達障害を発症することがあります。[*10] 最近の研究によりEPAとDHAがなぜ軸索伸長に必要かが分かってきましたので簡単に説明します。

EPAやDHAは、折れ曲がっているため（次ページ、図10、左）、細胞膜の構成単位であるリン脂質（リン酸、グリセリン、脂肪酸から作られる）の中に組み込まれたときに横に広がってしまい細胞膜の中で隣の分子と密着せず、膜は隙間の多いものとなります（図10、右）。そのため細胞膜は柔らかで曲げやすくなるのですが、神経細胞が軸索を伸ばす際にはこの性質がとても重要です。軸索はその先端からさらに細い筒状の膜突起（図11、矢印部分）を出して相手となる神経細胞を探しながら伸びていきますが、そうした細い膜構造を作るためには柔らかく曲げやすい膜が必要なのです。*11

EPAとDHAは青魚に多いと言われると、アジやサバがEPAやDHAを体内で作っていると思いがちですが、そうではありません。EPAとDHAがオメガ3系脂肪酸と呼ばれるのは末端から3番目と4番目の炭素のあいだに二重結合があるためです。しかし、動物

図10　細胞膜（リン脂質／DHA）

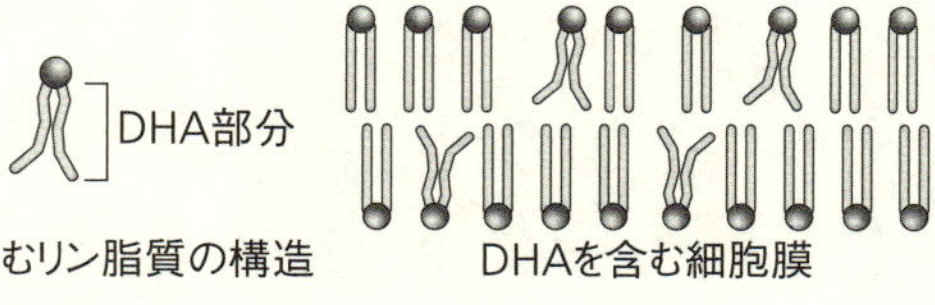

図11　軸索末端

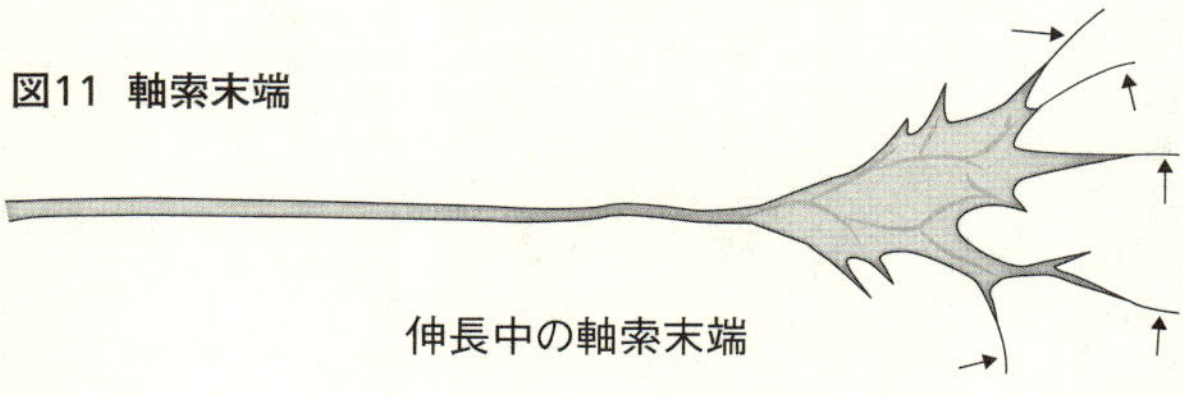

にはその部位に二重結合を作らせる酵素がありません。それを持っているのは植物および植物プランクトンだけです。青魚は、海水中の植物プランクトンを捕食した動物プランクトンを餌にしているので、体内にEPAとDHAが蓄積しているだけなのです。同じ理由で、海の中の食物連鎖で青魚の上にいるマグロのトロの部分にもEPAとDHAが大量に含まれているのですが、あまり知られていません。EPAとDHAを摂取するためにマグロのトロを食べるというのは、お金がかかりすぎて受け入れられないと考えて、栄養学者が言及を控えているからでしょう。確かに、私も「DHAを摂りたいのでトロを食べさせてくれ」と家内に言う勇気はありません。

第3章——参考文献

＊1　T. Gómez-Isla 他, **Profound loss of layer II entorhinal cortex neurons occurs in very mild Alzheimer's disease**, *J. Neurosci.* **16**, 4491-4500 (1996).

＊2　Ann-Christin Wendeln 他, **Innate immune memory in the brain shapes neurological disease hallmarks**, *Nature* **556**, 332-338 (2018).

＊3　M. T. Heneka 他, **NLRP3 is activated in Alzheimer's disease and contributes to pathology in APP/PS1 mice**, *Nature* **493**, 674-678 (2013).

＊4　Soyon Hong 他, **Complement and microglia mediate early synapse loss in Alzheimer mouse models**, *Science* **352**, 712-716 (2016).

＊5　H. Lövheim 他, **Herpes simplex infection and the risk of Alzheimer's disease: A nested case-control study**, *Alzheimers Dement.* **11**, 587-592 (2015).

＊6　P. S. Stein 他, **Serum antibodies to periodontal pathogens are a risk factor for Alzheimer's disease**, *Alzheimers Dement.* **8**, 196-203 (2012).

＊7　Jeff Sevigny 他, **The antibody aducanumab reduces Aβ plaques in Alzheimer's disease**, *Nature* **537**, 50-56 (2016).

＊8　P. C. Calder **Omega-3 fatty acids and inflammatory processes: from molecules to man**, *Biochem Soc Trans.* **45**, 1105-1115 (2017).

＊9　Joseph F. Quinn 他, **Docosahexaenoic Acid Supplementation and Cognitive**

Decline in Alzheimer Disease: A Randomized Trial, *JAMA*. **304**, 1903-1911 (2010).
＊10 Alexandra J. Richardson, **Omega-3 fatty acids in ADHD and related neurodevelopmental disorders**, *Int Rev Psychiatry* **18**, 155-172 (2006).
＊11 Mathieu Pinot 他, **Polyunsaturated phospholipids facilitate membrane deformation and fission by endocytic proteins**, *Science* **345**, 693-697 (2014).

第4章　海馬の活性を維持するには

第2章で述べたように、ボケや認知症といった老化現象は脳の海馬の機能低下が原因なので、海馬を元気に保つことがボケや認知症を防ぐカギと言えそうです。そこで、認知症を防ぐにはどうしたら良いかをこれまでの研究結果をもとにまとめてみました。

血漿輸血による若返り

若者の血漿《けっしょう》中に海馬を若返らせる因子があるなら、血漿の輸血によって海馬を元気にできるかもしれません。スタンフォード大学の卒業生ジェシー・カルマジンは、2016年にアンブロシアという会社を設立し、料金8000ドル（約90万円）で16歳から25歳までの若者の血漿を注入するという臨床試験を始めました。前にも述べましたが血漿とは血液に含まれる赤血球、白血球、血小板という大きな成分を遠心分離によって取り除いた液体部分です。被験者は、2日間かけて約1・5ℓの若者の血漿の輸血を受けます。人の体内を流れている血液量は約5ℓで、そのうち半分は赤血球や白血球ですから、血漿の量はおよそ2・5ℓです。したがって、この輸血される血漿の量はもともとある血漿のおよそ6割に相当します。そして輸血の直前と1カ月後に、老化に伴って変化することが分かっている血中成分を100項目にわたって測定し、それがどう変化したかを調べ、若返り効果があるかどうかをみるのだそうです。ただ、この臨床試験は35歳以上であれば健康な人でも受けられるということなので、医療としての意味はなく、単なる金儲けという批判もあります。

アンブロシア社の発表によると2017年6月の時点でおよそ80名が治験を受けており、その多くは定年退職した人たちで50代および60代だそうです。約90万円と費用はかかるのですが、効果を感じて複数回受ける人もいるそうです。

被験者は、平均して血中コレステロール濃度が10％、血中アミロイド濃度が20％下がったそうです。アルツハイマー病の章では述べませんでしたが、アミロイド斑《はん》は脳にだけできるのではなく、肝臓、脾臓《ひぞう》、腎臓《じんぞう》など様々な臓器にも現れます。血液中にもアミロイドタンパク質が存在しており、脳のアミロイド斑は〝脳の防御機構に異常が起きたため血液中から入ってきたアミロイドタンパク質によって作られる〟という説もあります。そのためかどうか分かりませんが、初期段階のアルツハイマー病だった被験者の一人（55歳の男性）は血漿を一回注入してから症状が改善し、主治医が再び自動車の運転を許可するようにまでなったそうです。がんを患っている人の血液中に多く存在するがん胎児抗原carcinoembryonic antigensと呼ばれる物質も20％ほど減少したと言っていますが、この物質が減ったことでがん発症のリスクが減るかどうかはまだ分かっていません。

アンブロシア社を起業したカルマジンは血漿注入で誰でも若返ると言っていますが、そうだとしても効果が永遠に続くはずはありません。９カ月たっても若返った気分が続いているという人もいるそうですが、２～３カ月で効果が薄れたと感じる人もいるようです。高いお金を支払っているため被験者の期待度が高く、気持ちが高揚して若返ったように感じているだけかもしれません。いわゆるプラセボ（偽薬）効果です。基本的には輸血と同じなので一回だけなら特に悪い問題が起こることはないと思いますが、何回も注入すると、免疫反応などによる副作用が起こる可能性はあります。２０１９年2月、米国食品医薬品局（ＦＤＡ）はこの血漿注入には潜在的な危険性があるとして警告文を発表しました。

生活改善による老化防止

そこまでしたくはない、あるいはそんなお金はないという人には、常に脳を使って衰えさせないようにし、運動と適切な食事により全身の細胞に十分な栄養と酸素を与えて、〝海馬神経細胞の活性を低下させる物質の放出を抑える〟ことをおすすめします。毎日の暮らし方に注意するだけで良いので、お金もかかりません。こうした生活をするだけで認知症の危険は3分の2に減ると言われています。[*1]

飼育環境がネズミの海馬神経細胞の増殖や記憶能力にどう影響するかを調べた論文には、頻繁に「environmental《エンバイロメンタル》 enrichment《エンリッチメント》（EE）」という言葉が出てきます。これはネズミに良い環境を与えるということで、具体的には広々とした空間に遊びに使えそうな玩具《がんぐ》や自由に走れる回転かごなどを置き、いろいろ考えたり自発的に運動できるようにしてやることです。そのような環境に置くと大人のネズミでも海馬神経細胞が著しい増殖を示し、学習能力も上がるそうです。運動は血液循環を良くして全身細胞の老化を抑えるので有害物質の放出が減り、海馬神経細胞を増殖させます。考えさせることは神経細胞ネットワークの再編を促すので、新たに生じた神経細胞がネットワークに組み込まれます。[*2・3] その逆に、狭い檻《おり》の中に閉じ込めておくといった悪い環境のもとでネズミにストレスを与え続けると、海馬神経細胞の増殖は止まってしまうそうです。これらの実験結果は私たちがどのような生活をすべきかについてとても良い示唆を与えてくれます。

身体を動かそう

まず運動ですが、血液の循環を良くするには身体にあまり負担がかからずリラックスしておこなえる散歩のような軽い運動が良いでしょう。激しい運動をすると、私たちの身体は血液を集中的に筋肉へ向かわせるようになっていて、胃や腸などには血液が行かなくなるからです。[*4] これでは全身細胞の老化を抑えることになりません。

散歩時間に関しては多くの研究者の意見がほぼ一致しています。週に150分ほど、できれば毎日20分から30分間、少し速足で散歩するのが良いようです。散歩も一人だとつまらないので誰かパートナーを見つけると良いでしょう。折々に咲く花や飛び回っている鳥の話をしながら歩くと楽しく歩けます。リラックスして気分良く歩くことが血液循環のためには大事です。

緑の中を歩く

気分良くという意味では、交通量の多い道路わきの歩道より、広々とした草地や林の中を抜ける道を歩いた方が良いだろうと誰でも思うことですが、どこがどうなって気持ちが良いのかを調べた研究というのがあります。[*5] その実験では38人の人たちを二つに分け、一方は静かな丘と林の中を、もう一方は車の往来が激しい幹線道路わきの歩道を約5㎞歩いてもらい、そのあと車で大学病院に連れ帰りＭＲＩという手法で脳内の血流が活発になった部位を観察しました。

図12　大脳半球内側面の図

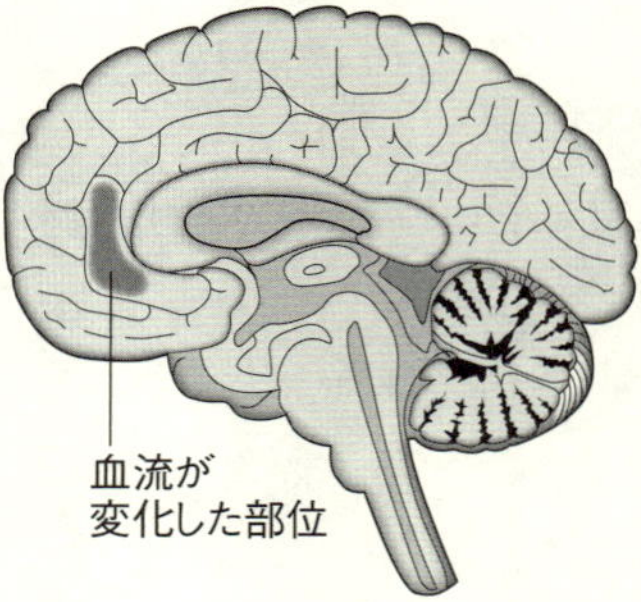

血流が大きく変化したのは、前頭葉の中で、左右の脳半球が向き合った内側面の下部の領域でした（図12）。その部分は物事をくよくよ考え、うつ病や引きこもりとなるような時に活動する部位として知られていました。静かな丘と林の中を歩いた人たちはその部分への血流が減っていた、すなわちそのようなネガティブな思考が抑制されていたのです。

日常生活での運動

ガーデニングや家庭菜園も軽い運動としておすすめです。毎朝早く起き、庭や畑を見て回り、草花や野菜の手入れや水やりをすると、身体を動かすことになるうえ、四季折々のきれいな花で癒されたり新鮮な野菜を食べられたりするので一挙両得です。

長時間同じ姿勢は良くない

全身の細胞に酸素と栄養分を行き渡らせるためには同じ姿勢を長時間続けないことも大事です。同じ姿勢でいると血液が滞る部分ができてしまうからです。集中して本を読んでいたりすると1、2時間座ったままになりがちですが、30分に一度は立ち上がって動き回りましょう。立ち上がると、足先と心臓との高さの差が大きくなるので、足先に行った血液を元に戻すために心臓は強く収縮します。それによって、足先だけでなく滞っていた他の部分にも血液が流れ、酸素と栄養分が供給されます。

頭を使おう

次に知的活動ですが、パソコンでおこなう脳トレなども脳の老化防止に役に立ちます。「ニューロレーサー NeuroRacer」というビデオゲームは、曲がりくねった道を運転しながら目の前に示されるシグナルに応答するという二つの仕事を同時におこなわせるもので、このゲームを毎回1時間、週3回、6カ月間おこなった60~85歳までの高齢者は記憶が良くなり、注意力を持続する能力も改善したという研究報告があります。[*6] 新しいことに挑戦し、それに集中すると脳のネットワークが強化され老化防止に役立つようです。

特別なゲームをしなくても、本を読んだり、日記を書いたり、クロスワードパズルを解いたりするだけでも、海馬に刺激を与え、ボケを防ぎます。加齢とともに、海馬の機能は落ちていくばかりですが、使えば使うほどその落ち方のスピードを遅くすることができるのです。

人付き合いも必要

強いストレスは海馬にとって良くないのですが、緊張感がまったくない日常というのも実は良くありません。他人との付き合いはストレスになりますが、海馬に適度な刺激を与えてくれます。

ボケ防止にはキョウイクとキョウヨウが大事とよく言われます。キョウイクとは教育ではなく〝今日行くところがある〟ということ。キョウヨウも教養ではなく〝今日用事がある〟ということです。家から出て買い物をするとか人に会うということが大事なのです。手持ちの服とのコーディネーションを考えながら買い物をするとか、クラス会や以前の職場のOB会などに出席して昔の話をすると、記憶を呼び起こすために海馬を使います。これが良いのです。

趣味やスポーツを通じて、これまでとは違うグループに属してみるのも新たな刺激になって良いでしょう。スポーツ関係のグループなら運動もできて一挙両得ですが、あまり運動が得意でないという人はトランプ、囲碁、将棋、麻雀などのグループも良いでしょう。定年を機に昔やっていた仲間とバンドを再結成する、外国語の勉強を始める、絵画、陶芸の教室に通うというのも良いようです。知的好奇心を絶やさない生活が大事です。

カロリー制限

多くの動物種を使った実験から、食事のカロリーを20～50％減らすと寿命が延びて老化に伴う病気になりにくくなるということが示されています。[*7]

カロリーが不足すると、細胞はエネルギー効率を上げるためにオートファジーというやり方で機能の衰えたタンパク質や細胞小器官を分解して新しいものに作り替え、それが細胞の若返りにつながるようです。

人間にカロリーを20～50％減らした食事を与え続けたら人権問題になりますから、そうした実験はできませんが、我々と同じ霊長類のアカゲザルを使った実験はあります。アカゲザルはかなり長生き（寿命約30年）なので実験は難しく、論文はこれまで二つしか出ていません。２００９年の論文は、〝カロリーを減らすと寿命が延び、老化による脳の萎縮が改善された〟と報告していますが、２０１２年の論文は、〝カロリーを減らしても寿命はそれほど延びない〟と報告しています。[*8・9] これらの実験では餌の種類やカロリー制限を始める年齢も異なっているのですが、私が一番気になった違いはカロリー制限をしない群れ（対照群）の餌の食べ方です。２００９年の実験で対照群は餌を食べ放題でした。２０１２年の実験では必要な量だけしか食べさせていません。二つの実験の結果は〝カロリー制限で寿命が延びて脳の萎縮が改善される〟のではなく、〝飽食が寿命を縮め脳の萎縮を早める〟ことを示しているのだと思います。食事の基本は腹八分目です。腹八分目というとカロリー制限のように聞こえますが、丁度と思っていてもつい食べすぎてしまうのが人間の性《さが》なので、八分目と思って食べるとそれが適量なのです。食べすぎだけはしないように気をつけましょう。

肥満と寿命

多くの調査を見ると、太りすぎはもちろん良くないのですが、痩せすぎの人も寿命は短いという結果が出ています。ある程度細身なのは良いのですが、それを超すと良くないのです。その理由は分かっていません。痩せている人の中には、何らかの持病を持っているなどして、不健康な人が含まれている可能性がありますが、そのような人たちを統計から外しても寿命は短いという結果が出ます。では一番良いのはどのあたりなのでしょうか。

BMIという肥満の程度を表す指数があります。これは体重（kg）を身長（m）で2回割った値で、例えば、体重が70kgで身長が1・7mの人のBMIは70÷1・7÷1・7で

24・2となります。体重は体積に比例し、体積は「高さ」×「幅」×「奥行」です。身体の幅は身長にほぼ比例しますから、体重を身長で2回割るということは体積を「高さ」と「幅」で割ったようなもので、出てくるのは「奥行」に比例する値、すなわち腹の出具合を示すものとなります。

アメリカの国立研究所が使っている定義ではBMIが18・5以上25未満を標準、25以上30未満を前肥満、30以上を肥満としています。これまでBMIは標準（18・5以上25未満）が良いとされていましたが、最近はやや太め（25以上30未満）の方が長生きするという結果が出ています。世界中でおこなわれた調査結果をまとめた論文によると、標準の人と比べて25以上30未満の人の方が生存率は6％高く、65歳以上に限ると10％も高くなるそうです。[*10]

デンマークの論文には1970年代、1990年代および最近の調査から明らかになった最も長生きする人のBMI値の変遷が載っていました。[*11] 1970年代は23・7、1990年代は24・6、そして最近は27・0が最も長生きという結果でした。この論文でも年齢で分けた結果を載せており、60歳以上に限ると最も長生きなのは27・3で、ここでも歳をとったら少し太り気味の方が良いという結果でした。ここ20年で最適BMI値が大きく上昇した理由は、デンマークの医療制度が充実していて、肥満に伴う病気があっても治療によって長生きできるようになったためと述べています。

ただし、単に長生きするというのではなく健康寿命（自立した生活を送れる期間のこと）を比べると、ＢＭＩ値が標準の人の方が前肥満の人よりわずかですが、長いという報告があります。[*12] このあたりは微妙です。標準値の一番上24・9と60歳以上の人の最適値27・3の中間をとって26ぐらいが良いのかもしれません。身長１７０㎝の人だと体重は75㎏です。このあと述べるようなバランスの良い食事を摂り、適度な運動をして固太りというのが良いと思います。

第４章——参考文献

＊１　Gill Livingston 他, **Dementia prevention, intervention, and care**, *The Lancet* **390**, 2673-2734 (2017).

＊2　H. van Praag 他, **Exercise enhances learning and hippocampal neurogenesis in aged mice**, *J. Neurosci* **25**, 8680-8685 (2005).
＊3　A.K. Olson 他, **Environmental enrichment and voluntary exercise massively increase neurogenesis in the adult hippocampus via dissociable pathways**, *Hippocampus* **16**, 250-260 (2006).
＊4　M. J. Perko 他, **Mesenteric, coeliac and splanchnic blood flow in humans during exercise**, *J. Physiol.* **513**, 907-913 (1998).
＊5　Gregory N. Bratman 他, *Nature* **experience reduces rumination and subgenual prefrontal cortex activation**, *Proc. Natl. Acad. Sci. USA* **112**, 8567-8572 (2015).
＊6　J. A. Anguera 他, **Video game training enhances cognitive control in older adults**, *Nature* **501**, 97-101 (2013).
＊7　E. J. Masoro, **Caloric Restriction: A Key to Understanding and Modulating Aging**, *Elsevier Science* (2002).
＊8　R. J. Colman 他, **Caloric restriction delays disease onset and mortality in rhesus monkeys**, *Science* **325**, 201-204 (2009).

＊9　J. A. Mattison 他, **Impact of caloric restriction on health and survival in rhesus monkeys from the NIA study**, *Nature* **489**, 318- 321 (2012).

＊10　K. M. Flegal 他, **Association of all-cause mortality with overweight and obesity using standard body mass index categories: a systematic review and meta-analysis**, *JAMA* **309**, 71-82 (2013).

＊11　Shoaib Afzal 他, **Change in Body Mass Index Associated With Lowest Mortality in Denmark, 1976-2013**, *JAMA* **315**, 1989-1996 (2016).

＊12　S. Stenholm 他, **Body mass index as a predictor of healthy and disease-free life expectancy between ages 50 and 75: a multicohort study**, *International Journal of Obesity* **41**, 769-775 (2017).

第5章　睡眠と脳

睡眠不足が脳の活動に悪影響を与え、思うような行動ができなかったり、間違った判断を下してしまうということはよく知られています。自動車事故でも睡眠不足が原因と考えられるものが多く、アメリカでの調査で、その直前に何時間睡眠をとっていたかが事故を起こす確率に深く関係することが示されています。睡眠時間が7〜9時間の場合、明らかに本人の過失である割合は50％なのですが、6〜7時間の場合は55％、5〜6時間の場合は67％と増えます。睡眠時間が4時間以下だった人では94％が本人の判断ミスで事故を起こしていたそうです。[*1]

なぜ睡眠が必要か

こんなことを考え始めると眠れなくなりそうですが、なぜ私たちは眠るのでしょうか。何か生存にとって有利なことがあるため、進化の過程で寝るようになったはずです。原始的な性質を残す単細胞生物、例えば大腸菌は眠りません。栄養分があれば、昼でも夜でも分裂して増え続けます。軟体動物になると刺激に対する反応が低下するといった眠りに近いものがあり、魚類から上の脊椎動物はほとんどすべて眠ります。

「夜ずっと起きていると生産性が落ちるから」と、言う人がいますが、これは夜眠くなってしまう私たちを観察しての説明であって、進化途中の原始的生物にとって眠ることにどのような利益があったかの説明になっていません。寝ている間は無防備で、他の獣に襲われて命を失う可能性があるのですから、〝生産性が低い〟程度のことで眠るはずはありません。

眠ると様々な情報が整理され記憶が定着するからだという説があります。起きていて、外から次々と刺激が入ってくると情報の整理ができず記憶を定着させられない。夜に寝て情報を整理し、多くのことを記憶しておいた方が昼間の活動に役立つので生存にとって有利になるというものです。これは一理あるように思えますが、知能が低く、それほど記憶が役立ちそうにない動物（例えばショウジョウバエ）も夜は眠りますから、情報整理のためのひと休みという説も少し怪しいと思います。ヒトが寝ている間に情報を整理し、記憶を固定していることは確かですが、それは寝てしまっている時間を無駄にしないように、あとから高等動物の脳がおこなうようになった作業だと思います。

もっと単純に、起きて活動しているあいだに脳の神経細胞が放出する有害物質がその周りに蓄積し、その影響で神経細胞自身の活動が妨害され、ついには何もできなくなって眠ってしまうという説があります。夜寝ることが特別有利に働くというのではなく、危険があっても寝ずにはいられなくなるというのです。寝ることで神経細胞が活動を停止すると睡眠を誘発していた有害物質（睡眠誘発物質）の産生は止まり、それらが神経細胞のあいだから外に流れ出して濃度が下がると脳は活動を再開します。これを繰り返すのが睡眠と覚醒だというのです。大腸菌のような単細胞生物では、排泄《はいせつ》した有害物質が周りに拡散するのでこのようなことは起きません。睡眠は脳という神経細胞の集合体を持つようになったことによる行動という説です。

動物の睡眠時間

動物によって睡眠時間はずいぶん違います。コウモリは1日に20時間も眠りますがキリンやゾウは3〜4時間しか眠りません。全体として、大きな動物ほど睡眠時間は短いという傾向があり、同じ動物でも成長して大きくなるにつれ睡眠時間は減っていきます。

このように睡眠時間が違うことも睡眠誘発物質の蓄積から説明できるそうです。睡眠誘

図13　哺乳類の神経細胞密度と睡眠時間の相関図

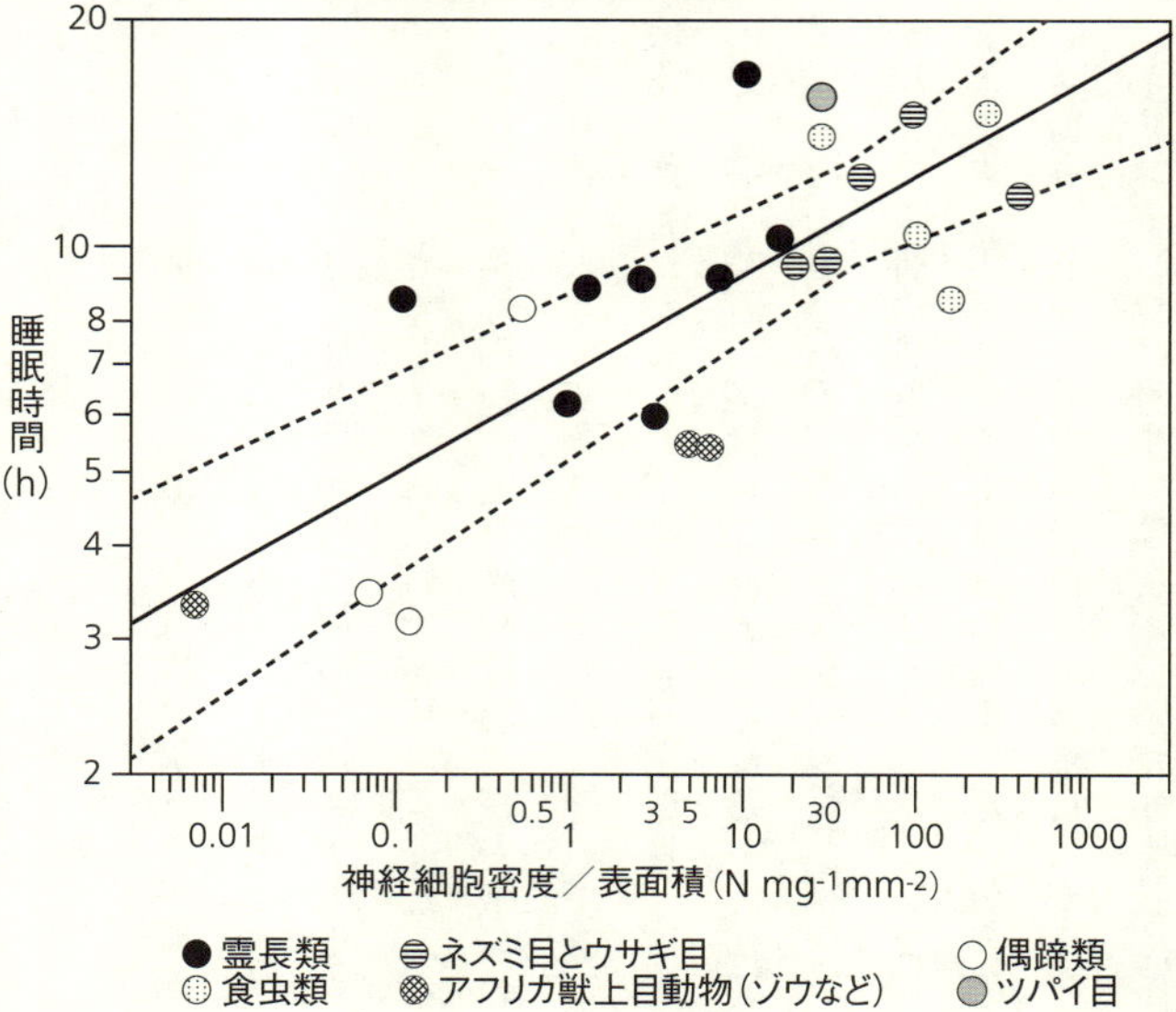

発物質の生成量は大脳皮質に神経細胞がどれだけ密集しているかによります。一方で、睡眠誘発物質は脳の表面から拡散して出ていきます。したがって睡眠誘発物質が蓄積していく速さは大脳皮質の神経細胞密度を脳の表面積で割った値に比例することになります。蓄積量がある一定の値を超えたときが眠りに入るときで、蓄積量がある値より下がったときが眠りから覚めるときです。多くの哺乳類で、大脳皮質の神経細胞密度を大脳の表面積で割った値と実際の睡眠時間とのあいだには相関関係があ

ります[*2]（図13）。

キリンの脳はヒトの脳とほぼ同じ大きさですが、大脳皮質の神経細胞密度が低いので睡眠誘発物質はなかなか蓄積せず、少し寝るとすぐにその濃度が下がるので睡眠時間が短いのです。大きくなる動物は、体格を維持するため長時間にわたって餌を探す必要があるので、脳を大きくしても神経細胞密度は高くならないようにし、睡眠時間を短くしています。

霊長類は神経細胞密度を高めたため長く眠らねばならず、餌を探す時間が短くなったので、身体を大きくできませんでした。それでも、知能を高めた人類は、食用植物の栽培や家畜の飼育をおこなって十分な食料を確保し、加熱調理を考案して消化吸収効率を高めたので、霊長類としてはかなり大きくなることができました。

赤ん坊がよく寝て、大人になるとあまり寝ないのは、成長とともに脳の大きさ（表面積）が増えても神経細胞の数はあまり変わらない（10歳以上になるとむしろ減る）ことで説明できます。年寄りがあまり眠らなくなるというのも、大脳皮質の神経細胞数がさらに減って活動も低下し、睡眠誘発物質が蓄積しにくくなるためなのでしょう。

キリンやゾウは野生の環境が危険だから長く眠らないとの反論があるかもしれません。

しかし、10万年前の原始人の生活にかなり近い可能性があると人類学者が指摘するタンザニアのハッツァ族の睡眠時間は5・7〜7・1時間で、[*3] 文明社会の私たちより少し短いものの、キリンやゾウのほぼ2倍ですから野生環境のせいとは言えません。

脳の老廃物除去

ネズミを使った実験から、睡眠は単に有害物質が拡散していくのを待つといった受動的なものではなく、もっと積極的に脳神経細胞のまわりから有害物質を排除することが分かりました。

私たちの身体の中には血管とは別にリンパ管による循環系があります。リンパ管の中を流れるリンパ液は細胞のまわりを取り巻く間質液で、細胞から出た老廃物を最終的には静脈に送り込むという働きがあります。細胞から出た微小な老廃物は毛細血管に入ることができるので静脈血により除去できますが、老廃物がタンパク質のように大きな場合は血管に入ることができないのでリンパ管によって運ばれるのです。

脳の中にリンパ管はありませんが、脳と脊髄《せきずい》はリンパ液のような脳脊髄液で包まれ、そ

図14 脳間質液

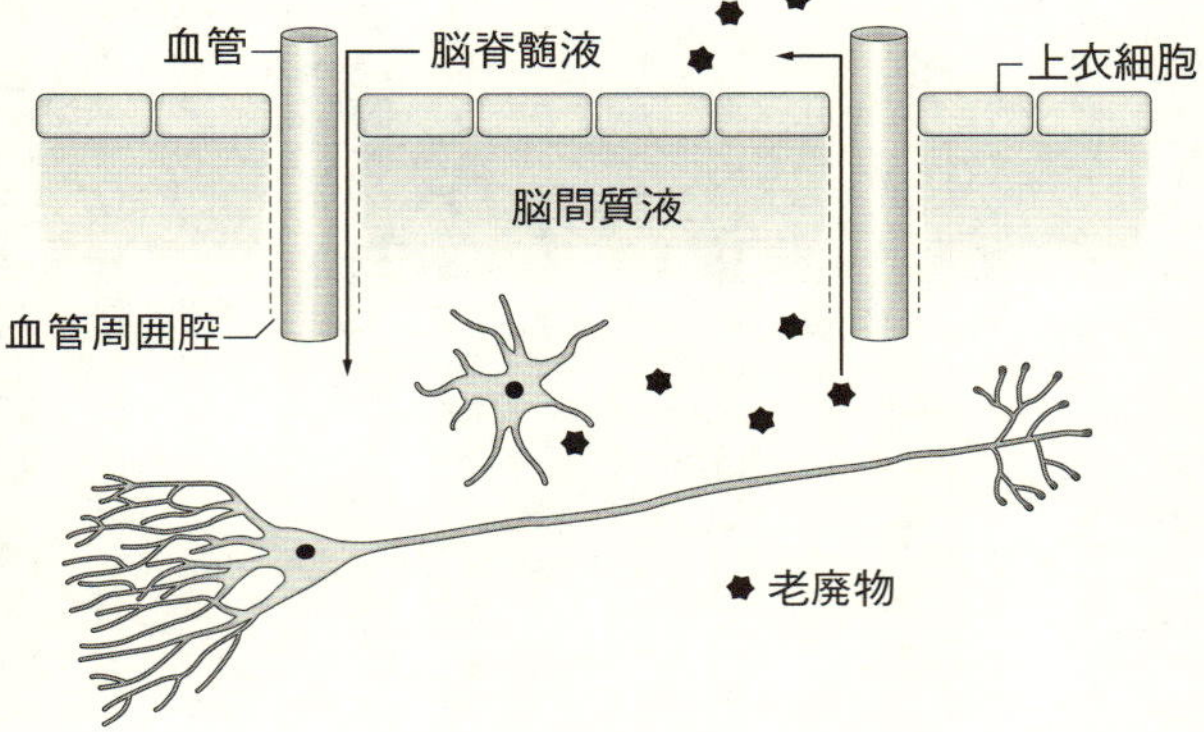

れは脳の底部で鼻粘膜リンパ管とつながっています。大脳皮質の神経細胞やグリア細胞のまわりにある脳間質液とこの脳脊髄液のあいだは上衣《じょうい》細胞 ependymal cell によって隔てられているので、タンパク質のように大きなものは自由に行き来できません。そこで、脳脊髄液は脳内に入り込む血管の周囲にある隙間（血管周囲腔）に沿って流入して脳内に生じた大きな老廃物を含む脳間質液を外に押し出します（図14）。老廃物は脳脊髄液によって脳の底部まで運ばれ、鼻粘膜リンパ管を通じて除去されます。脳脊髄液を流す際にグリア細胞 glial cell が重要な働きをしているので、リンパ系 lymphatic system と類似したこの経路はグリンパ系 glymphatic system と呼ばれます。

第3章で述べましたが、アルツハイマー病の原因は、アミロイドβの集合体（アミロイド斑《はん》）が脳間質液中にできるためではないかと考えられています。このアミロイド斑が脳内で炎症反応を起こし神経細胞に損傷を与えるというのが多くの研究者が考えているアルツハイマー病発症の仕組みですが、アミロイド斑が脳間質液の流れを妨げて有害物質の除去を妨害するためと考える研究者もいます。[*4]

睡眠時に起こっていること

ネズミの実験で分かった睡眠時の有害物質を除去する仕組みはこれと関連していて、睡眠時にはより多くの脳脊髄液が脳間質に流入し、有害物質の排泄速度が高まるというのです。[*5] 脳脊髄液に蛍光色素を注入し、睡眠時と覚醒時にそれがどれくらい脳間質液中に入り込むかを調べたところ、睡眠時の方がはるかに内部まで到達したのです。その理由をさらに調べたところ、神経細胞やグリア細胞のあいだの隙間（脳間質腔《のうかんしつくう》）が睡眠時に広がり、脳間質液が流れやすくなることが分かりました。では睡眠時に脳間質腔が広がるのはなぜでしょう。覚醒時に脳内のノルアドレナリン濃度が上昇すること、およびノルアドレナリンが神経細胞やグリア細胞の体積を増加させることがすでに知られているので、睡眠時のノルアドレナリン減少が脳間質腔体積増加の原因ではないかと考えられます。そこで、ノルアドレナリンの作用を妨害する薬物を脳内に注入する実験をおこなったところ、覚醒時でも睡眠時と同じように脳間質腔の体積が増えたのです。[*5] さらに、アミロイド斑を作るアミロイドβも脳脊髄液の流れによって排泄されることが分かっているので、[*4] この研究者たちが標識をつけたアミロイドβを脳間質腔に注入してその排泄速度を調べたところ、睡眠時には覚醒時の約2倍の速度で排泄されたそうです。

脳内のアミロイドβ濃度が日中に上昇し、夜になると降下することも睡眠がその排泄を促した結果と考えられます。睡眠不足気味な人はアミロイド斑が多いという報告[*6]やひと晩眠れなかっただけで海馬のアミロイドβの量が5%多くなったという報告もあるので、[*7] 質の良い睡眠を十分にとるとアルツハイマー病の予防に役に立つかもしれません。

睡眠とアルツハイマー病

睡眠と認知症（アルツハイマー病を含む）の関係を調べた多くの論文を再解析した

2017年の総説では、睡眠不足の人は認知症になる危険度が68％上がり、アルツハイマー病になる人の15％は睡眠に関する問題を抱えた人だと述べています。[*8] ただ、アルツハイマー病は長い年月をかけて発症するので、睡眠不足でアルツハイマー病になったのかアルツハイマー病を発症したので睡眠不足になったのかについて結論を下せるような論文はなかったそうです。

この点がアルツハイマー病研究の泣きどころです。アルツハイマー病の初期の患者が発見できれば、そこに至るまでの運動、食事、睡眠などの生活習慣を調べて、望ましい生活をアドバイスすることや、その進行を抑える薬のテストができるのです。しかし現実は、アルツハイマー病に気づいた時点ですでに病状が進行してしまっていて、それまでの生活のなかで何が問題だったのか、あるいは発症を遅らせるにはどのような薬が効くかを調べられないのです。

アミロイド斑がアルツハイマー病の原因であるかどうかもまだ不確かなので、本当に睡眠不足でアルツハイマー病になる危険性が上がるかどうかは分かりません。しかし、歳をとると、筋力が低下して身体のバランスを取ることが難しくなり、転びやすくなります。

高齢者の転倒が怖いのは、骨折などで身体を動かせなくなると脳の老化が進んでしまうからです。思わぬところで転倒し、大腿骨《だいたいこつ》を骨折したため長期にわたって寝たきりになり、ボケてしまったという話をよく聞きます。高齢者の平衡感覚は、若者に比べ睡眠不足による影響を受けやすいことが分かっているので、*9 睡眠を十分にとり、できるだけ転倒しないように気をつけるべきです。歳をとると眠っている時間が短くなるのですが、睡眠不足にはならないようにしましょう。

よく眠るために

よく眠るためには毎日適度な運動をして昼間身体を覚醒させておくことが重要です。次に寝室の温度、明るさ、騒音に問題がないか考えましょう。家電製品からの光などによって睡眠が乱されている可能性もあります。マットレスの硬さや枕を替えてみるのも良いでしょう。

寝る直前にコーヒーなどの刺激物を飲むのはいけません。カフェインには覚せい作用があるからです。アルコールも少量だと覚せい作用がありますから軽い寝酒というのは逆効果です。ほとんどのドリンク剤にはカフェインだけでなく少量のアルコールが入っています。どちらも覚せい作用があるからです。よく眠るためにはお酒を飲むのはやめた方が良いでしょう。

カフェイン分解能力

カフェイン分解能力は遺伝的に決まっていて、個人差があります。カフェインは主に肝臓で分解されるのですが、その分解を触媒する酵素シトクロムＰ４５０ Cytochrome P450の遺伝子には塩基配列がわずかに異なる2種類のものがあり、どちらの遺伝子を持つかによって遺伝子の読み取り、すなわち酵素の生産量が大きく変わります。*10 そのため、カフェイン分解能力に個人差が出るのです。寝る前にコーヒーを飲んでも平気という人は大量に作られる方の酵素遺伝子を持っている人なのでしょう。

カフェインは血管を収縮させるため、コーヒーをよく飲む人は軽い心筋梗塞《こうそく》を起こしやすいのですが、そうなるのは酵素の生産量が少ない方の遺伝子を持った人（カフェインをすぐに分解できない人）に多いそうです。*11

眠りにつきやすくするには

眠りにつきやすくするためにはリラックスすることです。「羊が1匹、羊が2匹」と言うのは、sheep シープの発音が sleep スリープに似ていることからきているので、日本人には効きません。深く呼吸し、お腹に手を当ててそれを数えるというのが良いでしょう。単調な作業を続けていると眠くなるものです。いろいろ考えだすと眠れなくなります。考えるのではなく、シーツの肌触りや布団の重さ、部屋の匂いや窓の外の物音などを〝感じ取ること〟に神経を使うようにしましょう。力を入れて伸びをしてから力を抜くといった寝たままでできる軽い運動をするのも良いでしょう。

波の音やせせらぎの音がなぜ眠りを誘うのかを調べた研究がありました。音には危険を想起させるものとそうでないものとがあります。高音で急激に音量が変化する音、例えばパトカーのサイレンや叫び声などは危険を想起させ、身構えさせる音です。それとは反対の、音量変化が穏やかな低い音が繰り返し聞こえる場合、私たちの脳は安心するのです。波の音は、低音で音量の変化も少ないところが良いのだそうです。

脳のないクラゲも眠る

脳という神経細胞の集合体を持つようになったから眠らざるを得なくなったと思っていたのですが、最近、脳を持たないクラゲも睡眠と同じような活動低下を示すという論文が出ました。すなわち、クラゲのように神経細胞がいくつか接続しているだけの生物でも眠るというのです。*12

そうなると先ほど述べた〝脳という神経細胞が集合した組織ができたから睡眠が必要となった〟という説は成り立ちません。科学の世界は思わぬところから新しいことが明らかになり、それまでのパラダイムが崩れ去ります。この研究をした人も、「脳という組織が睡眠を必要とする理由だ」という説の正しさを検証するためには、脳のない生物が眠るかどうか調べてみたらよいと考えたのでしょう。問題は、どのような状態になったら眠ったと見なすのかという睡眠の定義と、それを調べるのに適した実験材料を探すことでした。幸い、自然界にはいろいろな生物がいます。この実験で使われたサカサクラゲ *Cassiopea ornata* のように、海底あるいは水槽の底で仰向けになって暮らすという変わった生活をするものがいるのです。その足の動きから寝ているか起きているかを容易に観察でき、そのまま水槽の底で眠らせておくこともできるし、網を使って少し持ち上げてから落とすという刺激を与えて起こすこともできます。その時の応答が鈍い（つまり寝ぼけている）かどうかも睡眠の定義の一つです。そうした生物を探しだしたことがこのような興味深い発見を生みました。

ただ、クラゲの睡眠はヒトの睡眠とは理由が異なる可能性があります。例えばある時間活動すると神経細胞へのエネルギー供給が間に合わなくなり、しばらく動きが鈍くなるといった単なる周期的運動能力の低下かもしれません。刺激を受けると慌てて神経細胞にエネルギーを供給しようとするのですが、十分な量を供給するのに時間がかかるので寝ぼけたように見えるのかもしれません。我々の脳が必要とする睡眠と同じかどうかは議論の分かれるところです。

第5章——参考文献

*1 Brian C. Tefft, **Acute sleep deprivation and culpable motor vehicle crash involvement**, *Sleep*, **41**, zsy144 (2018).

*2 S. Herculano-Houzel, **Decreasing sleep requirement with increasing numbers of neurons as a driver for bigger brains and bodies in mammalian evolution**, *Proc. R. Soc. B* **282**: 20151853 (2015).

*3 G. Yetish 他, **Natural sleep and its seasonal variations in three pre-industrial societies**, *Curr. Biol.* **25**, 2862-8 (2015).

*4 J. J. Iliff 他, **A paravascular pathway facilitates CSF flow through the brain parenchym and the clearance of interstitial solutes, including amyloid beta**, *Sci. Transl. Med.* **4** (147):147ra111 (2012).

*5 L. Xie 他, **Sleep drives metabolite clearance from the adult brain**, *Science* **342**, 373-377 (2013).

*6 K. Sprecher 他, **Amyloid Burden Is Associated With Self-Reported Sleep In**

Non-Demented Late Middle-Aged Adults, *Neurobiology of Aging* **36**, 2568-2576 (2015).

＊7 E. Shokri-Kojori 他, **β-Amyloid accumulation in the human brain after one night of sleep deprivation**, *Proc. Natl. Acad. Sci. USA* **115**, 4483-4488 (2018).

＊8 M. Omonigho 他, **Sleep, Cognitive impairment, and Alzheimer's disease: A Systematic Review and Meta-Analysis**, *Sleep* **40**, zsw032 (2017).

＊9 Rébecca Robillard 他, **Aging Worsens the Effects of Sleep Deprivation on Postural Control**, *PLoS One*. **6**: e28731 (2011).

＊10 C. Sachse 他, **Functional significance of a C to A polymorphism in intron 1 of the cytochrome P450 1A2 (CYP1A2) gene tested with caffeine**, *Br. J. Clin. Pharmacol.* **47**, 445-449 (1999).

＊11 M. C. Cornelis 他, **Coffee, CYP1A2 genotype, and risk of myocardial infarction**, *JAMA* **295**: 1135-1141 (2006).

＊12 R. D. Nath 他, **The jellyfish *Cassiopea* exhibits a sleep-like state**, *Current Biology* **27**, 2984-2990 (2017).

第6章　海馬の老化を防ぐ食事

三大栄養素

海馬の老化を防ぐ食事とは、全身の細胞の老化を防ぎ、有害物質を出させないようにする食事なので、細胞に必要な各種の栄養素をバランスよく含んでいることが大切です。細胞が必要とする三大栄養素は炭水化物（糖質）、脂質、タンパク質で、炭水化物と脂質は細胞活動のエネルギー源となり、脂質とタンパク質は細胞の構造を作ります。脂質というと細胞内に漂っている脂肪の塊や油滴のイメージが浮かんでしまい、細胞の構造と結びつけられる人は少ないと思いますが、細胞の構造と機能にとって非常に大切なものです。例えば細胞を取り囲み、内部の物質が流出しないようにしている細胞膜はリン脂質という脂質です。神経細胞の樹状突起《じゅじょうとっき》や軸索《じくさく》もリン脂質の膜で囲われています。細胞内で遺伝物質であるＤＮＡを格納している核や、エネルギー産生工場であるミトコンドリアを周りから隔離しているのもリン脂質の膜です。通常の顕微鏡では見えませんが、細胞内には小胞体という膜でできたパイプが網の目のように張り巡らされています。この小胞体は、細胞がタンパク質などを分泌するときに重要な働きをします。分泌されるタンパク質の中には、消化酵素のように細胞を壊しかねない危険なものもあるので、細胞内の物質と接触させせないようにそれらは小胞体の内部で作られ、外に放出されるのです。サプリメントの宣伝でよく耳にする関節の軟骨に含まれるコラーゲンやコンドロイチン硫酸も、軟骨細胞がアミノ酸やブドウ糖を使って小胞体内で合成し、放出したものです。コラーゲンやコンドロイチン硫酸を食べても、それがそのまま関節に送り込まれているのではありません。

タンパク質の重要性

細胞において最も重要な働きをしているのはタンパク質です。細胞膜は内部の物質を外に逃がさないためにあるのですが、栄養分が細胞内に入ることも妨害してしまいます。そのため、細胞膜には外部の栄養分を内部に取り込むための通路があり、それはタンパク質で作られています。細胞内に入ってきた栄養素をエネルギーに変換する化学反応を速やかに進行させる酵素もタンパク質です。シナプスにおいて神経伝達物質と結合し情報伝達をおこなっている受容体もタンパク質です。細胞にとって重要な機能のほとんどをタンパク質が担っていると言っても過言ではありません。

また、タンパク質は肉類に多く含まれるので、身体の中でタンパク質というと筋肉を思い浮かべますが、骨も皮膚も胃も腸も血管もタンパク質が主要成分です。食物を消化する消化酵素、身体に侵入してきた細菌などを退治する血液中の免疫抗体、酸素を細胞に届ける赤血球内のヘモグロビンもタンパク質です。ですからタンパク質が不足すると身体の様々な機能が低下します。筋力が落ちるだけではなく骨も脆《もろ》くなり、消化能力は落ち、血管も破れやすくなります。細菌やウイルスに対する抵抗力も落ちます。高齢者に多い骨折や脳血管障害は、タンパク質を十分に摂って、骨や血管を丈夫にすれば防げます。特に高齢の女性は骨粗しょう症で骨折しやすくなるのですが、タンパク質を多く摂っている人は骨折しにくいという調査結果があります。[*1] また、高齢者の死因で多い、飲食物が気管に入ることで起こる肺炎（誤嚥性《ごえんせい》肺炎）などの細菌感染症にも抵抗力がつきます。

高齢者の食事

　歳をとると脂っこいものが苦手になり、あっさりとしたものばかり食べるようになるようです。あっさりした食事の典型はご飯にお新香とみそ汁ですが、これではタンパク質と脂質が不足します。ある統計によると70歳以上では5人に1人が栄養失調状態で、その原因はあっさりした食事だそうです。肉類は脂っこいと言われますが、タンパク質の供給源として最高です。カロリーも高く身体が温まります。昔、冬場に肉を食べることを「薬喰《ぐ》い」と言って、殺生を禁じる仏教徒でも許されていたそうです。十分に栄養を摂れなかった時代において、栄養価が高く身体を温める肉は薬にも匹敵する食材だったのです。幸いなことに現代の日本ではいろいろな肉を選択できますから、脂っこいのがどうしても嫌なら、脂肪分の少ないオージー・ビーフにし、ステーキ肉のまわりにある脂肪の部分を切り取って赤身の部分だけを食べれば良いのです。それでも脂っこいと思う人は魚を食べましょう。青魚に含まれるエイコサペンタエン酸やドコサヘキサエン酸はオメガ3系脂肪酸で、アルツハイマー病を防ぐ効果があると言われていますから、すべて魚でも良いように思いますが、肉も食べましょう。同じ哺乳類である牛や豚の肉には、タンパク質だけでなく、私たちの細胞が必要とするビタミンやミネラルといった微量栄養素が豊富に含まれているからです。魚2に対して肉1を目安として食べるのが良いと思います。

必要なタンパク質量

私たちの身体は日々それほど変わっていないように見えますが、細胞内部では毎日ダイナミックな変化が起きています。細胞内のタンパク質も毎日の活動で少しずつ劣化するので、分解されて新しいものが作られ、平均すると2日で半分ぐらいが置き換わります。新たなタンパク質を作るときには劣化したタンパク質の分解で生じたアミノ酸を使いますが、分解の際に失われるアミノ酸が3割ほどあるので、それを食事で補充しなくてはいけません。2015年に厚生労働省から出された日本人の食事摂取基準によると、タンパク質（アミノ酸）の摂取推奨量は1日当たり成人男性で60g、成人女性で50gです。この値は最低限なのでこれ以上食べても問題ありません。私はもっと多く摂るべきだと思っています。

食品中のタンパク質量

タンパク質を摂取する際に注意しないといけないのは、肉の重さはタンパク質の重さではないということです。生肉は70%以上が水分です。脂肪の部分もあるので、タンパク質の重さは生肉の重さの約20%と考えましょう。150gのステーキを食べてもタンパク質は30gしか摂取できません。魚も同じで、タンパク質は食べられる身の部分の重さの約20%です。アジの塩焼きは、食べられる部分は120gほどなのでタンパク質は25gほどになります。タンパク質を多く含む食材はタマゴ（1個で12g）、豆腐（3分の1丁で6g）、ハム（100g当たり16g）、チーズ（100g当たり22g）、ヨーグルト（100g当たり4・3g）、牛乳（コップ1杯7g）、納豆（100g当たり16・5g）などです。主食であるパン（8枚切り2枚で9g）やご飯（1膳で5g）にもタンパク質は含まれています。朝昼晩に、タンパク質を多く含むおかずを必ず1品か2品食べるようにしていれば、一日60g以上になります。

タンパク質という言葉

タンパク質という言葉はドイツ語で卵白様物質を意味するアイヴァイスクールパーEiweißkörperを翻訳したものです。卵白は熱をかけると凝固し、燃やすと硫黄《いおう》臭い匂いがするというタンパク質の典型的な性質を示すものなので、ドイツ語ではタンパク質を指す言葉として使われています。ではなぜ〝卵〟白質ではなく〝蛋〟白質と翻訳されたのでしょう。中国語で卵は、昆虫からハ虫類、魚類、鳥類に至るすべての動物のタマゴの総称で、その中の鳥類のタマゴだけを蛋《ダン》と呼んで区別しています。中国料理のメニューを見ても皮蛋《ピータン》とか蝦仁炒蛋《シャーレンツァオダン》（エビと卵の炒めもの）のように蛋という字が使われていて、卵という字はありません。確かに卵白という時のタマゴはニワトリのタマゴのことなので、蛋白が正しい表現なのです。明治時代の学者は漢学の素養があったので迷わず「蛋白質」と翻訳したのでしょう。その後、蛋という漢字が使えなくなったので、カタカナで「タンパク質」と書くようになり、元の言葉の由来が何も伝わらない記号のような言葉になってしまいました。ただ、現在では実に多種多様なタンパク質の存在が明らかになっているので、それらの総称としては蛋にとらわれないカタカナの方が適しているのかもしれません。

赤肉 red meat が良くないというのは間違い

アメリカでは赤肉（赤身の肉という意味ではなく牛、豚などの肉およびその加工品）は身体に良くないと言われていますが、これは間違いです。アメリカでは牛肉や豚肉が魚に比べると安いので、低所得者層がそれらを大量に食べることになります。彼らは一般的に健康に対する意識が低く、心臓病や糖尿病になりやすいので、赤肉を多く食べる人と心臓病や糖尿病になりやすい人とのあいだに相関関係があるという調査結果が出てしまいます。ですが、赤肉が〝原因〟で心臓病や糖尿病になるのではありません。最近はアメリカの研究者もそれが分かってきたようで、塩分の強い加工赤肉はいけないが、軽く調理して食べる赤肉は良いと言うようになりました。日本人はアメリカ人に比べるとそれほど肉を食べていないので、調査をすると、牛肉や豚肉を多く食べる人の方がタンパク質を十分摂取していて健康だという結果が出ます。アメリカのデータを鵜呑《うの》みにして日本人に当てはめてはいけません。

ある食生活が病気と関係ありそうに見えても、別の原因が隠されていることがあるので注意が必要です。例えば、〝ダイエットソーダを飲んでいる人は認知症になりやすい〟という調査結果があります。しかし、ダイエットソーダを飲む人の多くは「自分が不健康な食生活をしていて肥満気味だ」ということを自覚している人なのです。つまり、そうした不健康な食生活をしている人たちが認知症になりやすいというのであって、ダイエットソーダ、あるいはそれに含まれている人工甘味料が原因ではありません。[*2・3]

そもそもアメリカ人は食べすぎなのです。アメリカで食事をして気づくのは、出てくる量が日本とは全然違うことです。アメリカのレストランで料理を注文すると、大きな肉の塊やハンバーグが山盛りのフライドポテトと一緒に出てきます。飲み物も大きなコップになみなみと入っています。これだけの食事を毎日食べていたら、どんな身体になるのだろうと思ってしまうような量です。実際、街中ではビア樽のように太った人が身体をユサユサ揺すって歩く姿をよく見かけます。あそこまで太った人を日本で見ることはほとんどありません。アメリカ疾病予防管理センターの報告書によれば、アメリカ人のなんと37・8％がBMI30以上という肥満だそうです。[*4] 日本ではBMIが30を超える人は全体の3・9％です。[*5] ちなみに身長が170cmの場合、BMIが30の人の体重は87kgです。

ローカーボダイエット

ローカーボダイエット（糖質ダイエット）というものがあります。カーボというのはカーボハイドレート（炭水化物）の略で、減量のためには炭水化物を減らした食事にすると良いというのです。これは一理ある食事療法です。前に述べましたが身体に必要な三大栄養素は炭水化物、脂質、およびタンパク質です。コメやパンが炭水化物、バターや植物油が脂質、肉や魚がタンパク質です。この中でバター、植物油、肉、魚には脂質やタンパク質以外にビタミンなどの微量栄養素が豊富に含まれているので、食べないと栄養失調になります。ところが、コメやパンは、エネルギー源にはなりますが微量栄養素があまり含まれていないので、食べなくても栄養失調にならないのです。玄米や全粒粉のパンは白米や通常の白いパンと比べるとビタミンを多く含んでいますが、それでも肉や魚に比べるとごくわずかです。例えば茶碗1杯の玄米ご飯に含まれるビタミンB_1は0・19㎎ですが、たったひと切れの豚肉生姜焼きには0・59㎎も含まれているのです。同じ量のビタミンB_1を摂るためには玄米ご飯を茶碗3杯食べなくてはいけないので、これでは減量になりません。だから、減量したいときに栄養バランスの乱れを心配せずに減らせるのは炭水化物なのです。ただし、それは肥満の人が減量するときの話で、通常体型の人が普通に食事を摂る際には炭水化物もある程度摂るべきです。このあと述べますが、炭水化物は消化・吸収されやすく、身体の中で利用しやすく、脳の神経細胞にとって重要なエネルギー源だからです。アメリカでの調査によると適度な炭水化物を摂る人（全カロリーの50〜55％）の方が炭水化物少なめの人（全カロリーの40％以下）より平均余命が4年長いという結果が出ています。[*6]

炭水化物（糖質）が身体に悪いというのは間違い

2017年の夏に『ランセット』という医学雑誌に、炭水化物を多く摂ると死亡リスクが上がり、脂肪やタンパク質を多く摂る方が死亡リスクは下がるという論文が載りました。これまでの欧米人を対象にした調査では、脂肪を多く摂ると寿命が短くなるという結果が出ていたが、もっと対象を広げて全世界で調べたら逆の結果だったというのです。[*7]

しかし、これは実に杜撰《ずさん》な論文です。この調査は発展途上国の人たちの栄養状態と医療環境について考慮していません。発展途上国では肉やバターを十分に食べられないので穀類や野菜の割合が高く、欧米と比べて栄養失調気味です。さらに医療も欧米ほど十分に受けられません。このような地域で全カロリーに対する炭水化物の比率が低い人、すなわち肉やバターを十分に食べられる人は栄養状態が改善されます。そうした食事ができる人は、きっとお金があって適切な医療を受けられるでしょうから、寿命が長くなります。発展途上国の人たちの寿命が短いのは炭水化物のせいではありません。こんな論文がよく『ランセット』という格の高い（インパクトファクター47）医学雑誌に採択されたものだとびっくりしています。

脂肪はすぐに使えない

脂肪はとても優れたエネルギー源で、1g当たり発生するエネルギーは炭水化物やタンパク質の2倍以上です。その理由は脂肪を作っている元素の組成にあります。脂肪に含まれている元素は炭素・水素・酸素で炭水化物と同じですが、酸素の含有率が非常に低いのです。酸素を多く含む物質は、すでに酸素との反応（燃焼）が進んでしまっているので、細胞内で酸素と反応させてもあまりエネルギーを発生しません。脂肪は、酸素をあまり含まないので、大量のエネルギーを発生できるのです。しかし、脂肪にも問題があります。それは水に溶けにくいという性質です。私たちが激しい運動をするとき、筋肉に大量のエネルギーを送り込まねばならないのですが、脂肪は水に溶けにくいので、貯蔵部位である脂肪組織から筋肉へ大量に移動させることができません。その点では水に溶けやすい炭水化物の方が優れています。日常の生活では炭水化物であるブドウ糖がエネルギー源として使われ、脂肪は非常時のためのエネルギー貯蔵として使われているのはそのためなのです。

ブドウ糖は脳の主要なエネルギー源

右で述べたように水に溶けやすいブドウ糖は最も利用しやすい栄養素ですが、脳神経細胞のエネルギー源としても重要です。これには理由があります。血液によって運ばれてくる栄養素の中には、神経伝達物質と同じあるいは似ているため、シナプスでの情報伝達を妨害するものが含まれています（例えばある種のアミノ酸）。そのため、脳の血管には「脳血液関門」というフィルターがあって、血液で運ばれてきた栄養素の中から選ばれたものだけが脳の神経細胞に届くようになっています。エネルギー源となる物質でこのフィルターを通り抜けられるのはブドウ糖だけなのです。

脳血液関門

この脳血液関門について簡単に説明しておきましょう。脳内に入ってきた動脈は細かく分かれて毛細血管となり神経細胞やグリア細胞の間に入っていきます。毛細血管は平板状の内皮細胞が側面でつながって管状になったものです（図15の四角い灰色部分。中央にある黒丸は核）。通常の組織内を走る毛細血管では、内皮細胞の側面が完全に密着していないため、細胞間に隙間（図15左、白い部分）があり、血液によって運ばれてきたブドウ糖やアミノ酸などは、その隙間から組織内に出ていきます。脳内の毛細血管では、内皮細胞どうしが側面で完全に密着しているため、隙間がありません。そのため、血液中の栄養素は、血管内皮細胞の中を通り抜けて、神経細胞やグリア細胞のまわりにある脳間質液中へ出ていかねばなりません。その際に、血管内皮細胞が神経細胞に害を及ぼさない物質だけを選別することが、脳血液関門の実体なのです。グリア細胞は血管内皮細胞

図15 脳血液関門

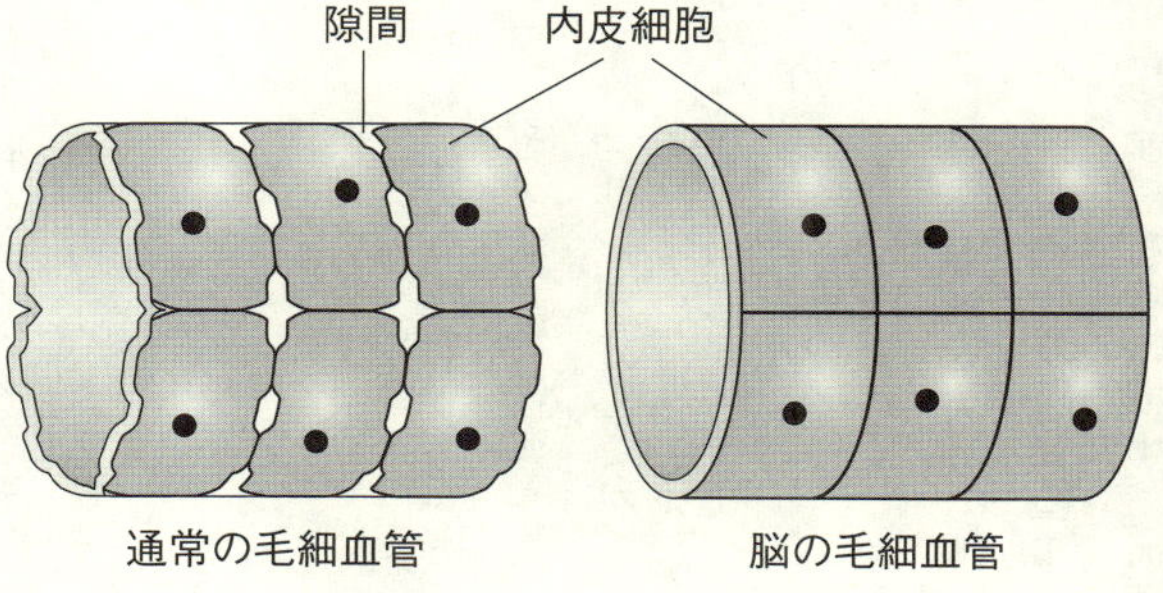

と神経細胞の両方に密着しているので、ある種の栄養素はグリア細胞内を通って神経細胞に送り込まれます。そのため、グリア細胞も脳血液関門に関わっていると考えられています。

血糖値は一定に保たれる

ブドウ糖は脳のエネルギー源として重要なので、血液中のブドウ糖濃度（血糖値）はインスリンとグルカゴンという二つのホルモンによってほぼ一定に保たれます。食後に食物から吸収されたブドウ糖が血液中に流れ込み血糖値が上がると、インスリンが分泌されて全身の細胞にブドウ糖を取り込むよう指令し（最も多く取り込むのは肝臓と筋肉の細胞）、血糖値は1時間ほどで平常値まで下がります。最近、血糖値がこのように上昇することを問題視して、それを抑えるサプリメントなどが推奨されていますが、これは間違っています。本当に問題なのは、食べすぎによっていつまでも血糖値が下がらず、インスリンが分泌され続けることです。それが毎食繰り返されると、全身の細胞がインスリンの指令に従わなくなり、ブドウ糖を取り込むことをやめてしまうというⅡ型糖尿病になるのです。血糖値が1時間ほどで下がる程度の量を食べ、インスリンの分泌がそこで止まっていれば問題は起こりません。

インスリンの指令で取り込んだブドウ糖を使い果たしてしまった細胞は、活動のために血液中からさらにブドウ糖を取り込むので、血糖値は少しずつ下がって平常値以下になります。すると、今度はグルカゴンが分泌され、肝臓に蓄えられていたブドウ糖を放出させ、血糖値を維持します。肝臓に蓄えられているブドウ糖の量は通常3〜4時間分なので、それを使い果たしてしまうと、アミノ酸からブドウ糖を作る経路などが働きブドウ糖を供給しますが、その辺りで空腹を感じて次の食事を摂ることになります。食事が摂れず空腹状態がさらに続くと手が震えることがあります。これは、エネルギー不足で脳の神経細胞の働きがおかしくなり、筋肉の収縮をうまくコントロールできなくなった状態です。また、医療過誤でインスリンの量を間違えて大量に注射してしまった場合、血糖値が下がりすぎて脳の神経細胞が機能を失い、昏睡状態に陥ることもあります。ブドウ糖が脳神経細胞の活動にとって重要な栄養素であることはこうした例からお分かりいただけると思います。

炭水化物と脂質のバランス

このように述べるとエネルギー源としては炭水化物だけで良いと思われてしまうかもしれませんが、脂質には重要な栄養素が含まれているので、全カロリーの25～30％ぐらいは脂質で摂ることが推奨されています。

その一つが必須脂肪酸です。ほとんどの脂質は脂肪酸とグリセリンから作られているので、脂質を消化すれば脂肪酸が得られます。この脂肪酸の中でリノール酸とリノレン酸は、私たちの体内では合成できないがどうしても必要なもの（必須脂肪酸）なので、それらを摂取するために脂質を含んだ食品を食べなくてはいけません。神経軸索の伸長に必要で（82ページ参照）、炎症反応を抑える効果がある（80ページ参照）エイコサペンタエン酸やドコサヘキサエン酸も、同じオメガ3系脂肪酸であるリノレン酸があれば、私たちの身体の中で合成できます。ただ、その効率があまり良くないので、[*8] エイコサペンタエン酸やドコサヘキサエン酸は青魚から摂ることが推奨されているのです。

もう一つはビタミンです。ビタミンには水に溶けやすいもの（水溶性）と油に溶けやすいもの（脂溶性）があります。ビタミンB群やビタミンCは水溶性で、ビタミンA、ビタミンD、ビタミンEは脂溶性です。脂溶性ビタミンは油や脂肪に溶け込んでいるので、それらを摂取するために脂質を含んだ食品を摂らなくてはいけないのです。

脂質にはもう一つ良い点があります。脂質は水に溶けにくいので腸内ですぐに消化されません。そのため炭水化物に比べて腸内に長い時間とどまる、すなわち腹持ちが良いのです。同じカロリーのダイエット食を摂っていても、長期にわたって調べたとき、脂質の割合が多いダイエット食を摂っていた人の方が痩せるという調査報告がありました。カロリーが同じでなぜそのようなことが起こるのかと不思議に思い調べてみたら、脂質を適度に含むダイエット食は腹持ちが良く満足感があるのでダイエットが長続きし、そのため目標どおりの減量効果が得られたということでした。その後のリバウンドも起こりにくいようです。

ショ糖の語源は石ころ

一番身近な糖であるショ糖（砂糖）は漢字で書くと蔗糖で、サトウキビ＝甘蔗《かんしょ》からとった糖という意味です。英語ではsugar シュガーですが、『オックスフォード英語辞典』で

sugarの語源を調べてみたら、古い歴史を持つ言葉であることが分かりました。それはアラビア語のsukkarスッカル、ペルシャ語のshakarシャカル、さらに遡《さかのぼ》ってサンスクリット（梵語）のsarkarāシャルカラ（小石の意）にまで行きつくのです。スペイン語の砂糖はちょっと違ってazūcarアスカールと書きますが、これはアラビア語のsukkarに冠詞が接頭辞としてついたassukkarアスッカルから来ているのだそうです。

通常、英語名の語源はギリシャ語かラテン語なのに、なぜサンスクリットなのかと思い、いろいろ調べたところ「欧州におけるショ糖の最古の記録はアレクサンダー大王（BC356〜BC323）のインド侵攻時の記録にみられる」という文を見つけました。紀元前300年ごろのギリシャにはショ糖はなかったのです。豊かな土地が〝乳と蜜の流れる場所〟と描写されていたように、ギリシャから西アジアにかけての地域では、甘味としてショ糖ではなく蜂蜜を使っていたのです。紀元前のことですから、アレクサンダー大王の兵士たちがなめたショ糖は、サトウキビのしぼり汁を煮詰めて固めただけの黒糖のようなものだったのでしょう。それで語源が〝小石〟というのも納得できます。岩のかけらのようなものをなめてみたらとても甘かったので、さぞビックリしたことでしょう。「インドでは蜂の力を借りずに葦の茎をしぼって蜜をとっている」と報告したそうです。中国にも漢の時代にインドからショ糖が入ってきており、それも〝石蜜〟と呼ばれていたそうです。

微量栄養素と食物繊維

細胞を老化させないためには三大栄養素である炭水化物（糖質）、脂質、タンパク質のほかにビタミンなどの微量栄養素が必要です。それらの多くは肉や魚を適切に食べていると補えますが、加熱調理したものが多いと熱に弱いビタミンCが不足します。それを補うために生野菜や果物を食べましょう。毎食後に旬の果物を食べるようにすると良いと思います。

野菜や果物には食物繊維（主に不溶性のセルロース）も含まれています。私たちの消化酵素はこの食物繊維を分解できませんが、大腸に棲《す》んでいる細菌（腸内細菌）は特殊な酵素を持っていて、それらを消化・吸収して利用します。これら腸内細菌がビタミンKなどの微量栄養素を作り、私たちに供給してくれることは分かっていましたが、近年、それ以外の様々なことで私たちの健康に役立っていることが分かってきました。腸内細菌と私たちは互恵関係にあるのです。食物繊維を摂ることが推奨されるのは、これらの細菌に餌を与え元気に繁殖させるためなのです。

腸内細菌の働き

腸内細菌が役立つ代表的な例が炎症反応に対する影響です。前にも述べましたが、侵入してきた細菌や異物から身体を守るため免疫抗体タンパク質と白血球が協力して攻撃するのが炎症反応です。その反応が過剰になると花粉や食物といったそれほど危険性のない外来物質を攻撃して花粉症や食物アレルギーを起こし、場合によっては自身の細胞までも攻撃して関節リウマチやI型糖尿病といった自己免疫疾患を引き起こします。

腸内細菌が十分に繁殖していると、それらがときどき大腸を作っている細胞の隙間から体内に侵入し、免疫抗体タンパク質と白血球によって退治されます。それが繰り返されると、免疫抗体タンパク質と白血球は異物に対して〝寛容〟になり、過剰な反応が抑えられるのです。この過剰な炎症反応は認知症やアルツハイマー病にも関わっているようなので、腸内細菌を元気に繁殖させればその発症を抑えられるかもしれません。*9

飲酒、アルコール

少量のアルコール、すなわち1日に缶ビール（350㎖）で2本、日本酒なら1・3合ほどの摂取（アルコールにして28g）は健康に良いと言われてきましたが、それは調査のやり方に問題があり正しくないようです。こうした調査では、ある年齢の人たちを対象として、週にどのくらい酒を飲んでいるかというアンケートに答えてもらい、その後それらの人たちを長期にわたって追跡し、何歳で心臓血管病になったとか、寿命がどれくらいだったとかを記録していきます。しかし、アンケート時に酒を飲んでいないと答えた人の中には、飲みすぎで肝臓を傷めて医者から飲酒を禁止されている人や、持病を抑える薬がアルコールと合わないために飲めない人が含まれていました。そうした人たちが酒を飲まないグループの健康状態を悪く見せ、寿命を引き下げていたのです。身体を悪くしている人があまりいない50歳以下の人たちのあいだで比較すると、お酒を飲まない人の方が飲む人より健康状態は良かったそうです。酒は少量でも身体に害を与えるのです。

確かに、軽い心筋梗塞のような非致死性心臓発作は少量のアルコールを飲むことで減るのですが、脳卒中や心不全といった重篤あるいは致死性の疾患はアルコール量に比例して多くなるので、そのバランスを考えてアルコール摂取量を週100g以下にするようにと最新の研究は薦めています。[10・11] 缶ビール（アルコール5％）に含まれるアルコールは14g、日本酒（同15％）は1合で22gですから、週100gというと缶ビール7本、日本酒5合ほどで、今まで良いと言われていた量の半分です。

一方で、ネズミを使った実験ですが、少量のアルコールは脳脊髄《せきずい》液の循環を良くするとの報告があります。[12] 脳脊髄液とは脳や脊髄の周りにある液体で、その循環が良くなると、神経細胞の周りにある有害物質の排泄《はいせつ》が進みます（110ページ参照）。したがって、少量のアルコールは脳神経細胞の老化を防ぎ、アミロイドβの排泄を促してアルツハイマー病を防ぐ可能性があります。この実験での少量とは1日当たり0・5g／kgで、体重70kgの人だと35gとなり、右で述べた量よりかなり多めです。しかし、この実験はこれまで言われてきた適量（28g）を意識したもので、アルコールなし、0・5g／kg（少量）、1・5g／kg（中量）、4g／kg（多量）だけしかやっていません。アルコールなしに比べ少量だと脳脊髄液の循環が良くなり、中量と多量では逆に悪くなると報告していますが、もう少し減らして0・2g／kgにしても良い効果が得られるかもしれません。

カフェインによる記憶の固定

70歳以上で長年にわたってコーヒーを飲んでいた人は飲んでいなかった人と比べて認知機能が高いというアメリカでの統計結果があるので、カフェインは認知症予防に効果があるかもしれません。ただし、認知機能に関して最も影響が大きいのは食事における栄養バランスだそうです[*13]。

コーヒーの効果と関係があるかどうか分かりませんが、カフェインには記憶の固定（貯蔵）を強化する効果があるようです。学習したことはすべてが脳に記憶されるわけではなく、些細な事柄は切り捨てられて貯蔵されます。ジョンズ・ホプキンス大学の研究者は、日常的にカフェインを摂取していない人たちを被験者とし、何枚もの絵を見てもらい（学習）、5分後にカフェインあるいはプラセボ（偽薬）を飲んでもらうという実験をしました。学習前にカフェインを飲ませると覚醒が起こり、注意深さや情報処理能力などが増すので、記憶の固定だけを調べるためには適当でないと考えたそうです。学習してから24時間後に記憶をテストするのですが、その際によく似た絵を交ぜておき、それらが前日のものと似ているが違うことを識別できるかも調べます。単純に同じ絵を認識するのではなく、似ているが少し違うということを認識するにはより詳細な記憶が必要です。その結果、前日見た絵と同じものを認識する確率はカフェインを摂取してもしなくてもあまり変わらなかったものの、似ているが少し違う絵を識別する確率はカフェインを摂取した人の方が有意に高かったそうです。しかし、この結果だけではカフェインが記憶の固定ではなく記憶を呼び起こす過程に効いている可能性も否定できません。そこで、記憶テストの1時間前（学習してから23時間後）にカフェインあるいはプラセボを摂取させるという実験をおこなったところ、両者のテスト結果は変わらなかったので、カフェインは記憶の呼び起こしに効いているのではないと結論しています。*14

カフェインの覚醒作用

なぜコーヒーを飲むと眠気を抑えることができるのでしょう。脳内には興奮や覚醒を司る神経細胞がありますが、普段はアデノシンという化合物が細胞表面の受容体に結合してその活動を抑えています。カフェインは、化学構造がアデノシンと似ているため、この神経細胞の受容体と結合しますが、アデノシンと違って興奮や覚醒を抑制することはできません。受容体にカフェインが結合しているとアデノシンは結合できなくなるため、この神経細胞は抑制をうけず、興奮状態になります。カフェインは〝抑制の妨害〟によってこの神経細胞を興奮させます。それにより交感神経系が活発に活動して全身的興奮が起こるので、眠くならないのです。

カフェインには脳を覚醒させるだけでなく、集中力を増し、身体活動を高めるという効果もあります。そのため、一時期スポーツの禁止薬物リストに入っていたのですが、緑茶やコーヒーなどから一般的に摂取されるものなので、２００４年にリストからはずされました。しかし、競馬の世界では今でもカフェインは禁止薬物で、馬に摂取させることは禁止されています。

コーヒーを飲むとトイレが近くなりますが、それは交感神経の働きによって腎臓での尿を作る速度が高まるからです。ドライブに出る直前に、眠気覚ましにと思いコーヒーを飲んだところ、渋滞にはまってしまいつらい思いをしたことがあります。

コーヒーと長寿

コーヒーや緑茶を毎日飲んでいる人は心臓病になりにくいとか長生きするという調査結果が昔から報告されていますが、どの成分が効くかは分かっていません。コーヒーの場合、カフェイン抜きのものでも効果があるので、カフェインが有効成分ではないようです。お茶の場合もポリフェノールやテアニンなどが候補にあがっていますが、それらを実験動物に飲ませて効果があったという報告はまだ聞いたことがありません。

コーヒーや緑茶を飲む人の方が病気になりにくかったり寿命が長かったりするのは、その中に含まれている薬効成分のせいではなく、そうしたものを飲んでゆったりとした時間を持つ生き方のせいではないかと私は考えています。ゆったりとした気分でいると副交感神経が強く働き、心臓はゆっくり動いて余分なエネルギーを消費せず、胃や腸は活発に活動して食べたものをよく消化し、栄養分を全身の細胞に行き渡らせるからです。

コラム　交感神経と副交感神経

私たちの身体には、手足を動かす運動神経とは別に、様々な臓器の働きを調節する自律神経という神経があります。自律神経はいろいろなところで働いていますが、意思と関係なく活動するので、私たちがその活動を意識することはほとんどありません。わかりやすい例は眼の瞳孔の拡がり方です。眼の瞳孔が周囲の明るさに応じて大きさを変えることはよく知られていますが、私たちはそれを意識してやっているわけではありません。これは、網膜に当たる光の量を感知した自律神経が、瞳孔のまわりにある筋肉を刺激して拡大・縮小させているのです。また、美味しいものを見ると自然と口の中に唾液が出てきますが、これも自律神経が唾液腺を刺激して分泌させているのです。

自律神経には交感神経と副交感神経という二つのものがあり、すべての臓器に両方の自律神経が結合していますが、臓器の働きに対する影響は正反対です。すなわち、ある臓器が交感神経の刺激で活発に働くとすると、副交感神経の刺激はその臓器の働きを抑制するのです。臓器によっては副交感神経によって活発に働き、交感神経によって抑制されるものもあります。どちらの自律神経で活発に働くかは臓器によって異なりますが、ある傾向が知られています。交感神経は〝戦いのときに活動する神経〟と言われており、交感神経が興奮すると物がよく見えるように瞳孔は開き、戦闘に備えて心臓は激しく脈打ち、出血を減らすため皮膚への血流は抑えられ（表皮毛細血管の収縮）、毛は逆立ち（立毛筋の収縮）、胃や腸の働きは止まります。それに対して副交感神経は〝平和でゆったりとした気分のときに活動する神経〟で、副交感神経が興奮すると瞳孔は狭まって光の刺激を遮り、心臓はゆっくりと脈打ち、皮膚に血液が行きわたり、胃や腸は活発に働きます。

ストレスを感じると、それを克服するために交感神経が活動し、血圧は上がり、血色が悪くなって肌は荒れ、消化不良を起こします。穏やかな気持ちで暮らしていると、副交感神経が活動して、血圧は上がらず、肌はきれいになり、食べ物もよく消化されます。こうしたことが毎日続くとしたら、どちらが身体に良いかは明らかです。

認知症に効くサプリメント

はっきり言って認知症やアルツハイマー病の症状を改善するサプリメントはありません。青魚をよく食べている人は認知症になりにくいとか、血液中のドコサヘキサエン酸濃度が高い人は認知機能も高いなどという調査結果もあるので、エイコサペンタエン酸やドコサヘキサエン酸は有望と思えるのですが、すでに軽度のアルツハイマー病になってしまった人に投与しても効果はないことが多くの実験から示されています。*15

認知症を改善する効果があることを学会で発表したと称しているサプリメントはありますが、学会で発表したということは学会がお墨付きを与えたということではないのです。ほとんどの生物学・医学関係の学会では、発表内容について事前審査がありません。学会で発表するには発表内容を400字ほどにまとめた要旨を提出するだけでよく（学会の会員でないといけませんが）、その文字数では詳細な実験方法やデータは書けません。発表者数が多く、そんなわずかな文字数の要旨でも予稿集にすると分厚い本になってしまうので、内容を審査できるほど詳しく書いたものを要求できないからです。学会会場ではデータを示しながら発表するのですが、実験を1回しかおこなっていない、調査に参加した人の数が少ないなど不十分なデータをもとに持論を展開する人もいます。そうした杜撰な発表に対しては学会員から厳しい意見が述べられますが、それは記録に残りません。学会で発表したということだけが残るのです。

学会ではまったくの作り話でも発表できます。少し前の話になりますが、京都大学の山中伸弥教授がｉＰＳ細胞でノーベル賞を受賞した直後に（２０１２年）、ｉＰＳ細胞を使って心臓病の治療をしたという研究報告をアメリカの学会で発表しようとした人がいました。マスコミが報道し、注目を浴びてしまったのであわてて中止しましたが、マスコミ報道がなければそのまま発表していたでしょう。ｉＰＳ細胞を使った心臓病治療の研究計画が厚生労働省の専門部会で承認されたのは２０１８年なので、当時そんな治療をおこなえたはずはないのです。

このように学会発表は玉石混交なので、私が勤めていた大学の教員人事で応募者を審査するとき、一般の学会発表は業績として評価しませんでした。唯一業績として評価したのは、学会期間中に開催されるシンポジウムでの招待講演です。この講演は特定の学問分野で顕著な業績を挙げた人だけがおこなうものだからです。

通常は研究結果をまず学会で発表し、多くの学会員の意見を聞いたうえで必要なら追加の実験をおこない、最終的には論文として学術雑誌に発表するものです。学会発表だけで論文になっていない研究結果は、データに不備があるか、結論の導き方に間違いがあるため、学術雑誌の審査を通らなかったものと考えられます。認知症患者数は日本だけでも約460万人います。もしそれを本当に改善できるものなら、サプリメントではなく治療薬として全世界に売り出せば大儲けできるはずです。そうしないのは何か問題があるからと思わざるを得ません。

サプリメントのからくり

薬効がないことを認めている〝正直な〟会社の宣伝では、効能ではなく個人の感想という形で消費者に思い込みをさせようとします。例えばグルコサミンの宣伝では、正座しないと話にならない落語家や膝に強い力がかかりそうな相撲取りに、「これを飲むと調子が良いです」などと〝感想〟を言わせ、それを見ているお年寄りに〝膝の痛みに効く〟と思い込ませるのです。コマーシャルを注意して聞くと、膝の痛みに効くとは一言も言っていません。ある大手食品会社の宣伝文には「移動時の膝関節の悩みを改善します」とか「力強い歩みをサポートしてくれる」と書いてありました。うまく言ったものです。

認知症に関わるサプリメントの宣伝ではお医者さんが使われます。お医者さんが飲んでいるのなら効果があるのではないかと思い込ませるのです。お医者さんの方も心得たもので「副作用がないから安心」などと〝個人の感想〟を述べます。しかし、そのサプリメントに副作用がないということは、そもそも薬理作用がないからなのです。

余談ですが、宣伝をよく目にするサプリメントは材料費が安く儲けが大きいものではないかと思っています。例えばグルコサミンはエビやカニの殻を分解して作ります。コラーゲンは動物の皮をなめす際に出る廃液あるいは魚を加熱加工したときの煮汁に出てくるものです。皆、それまでは産業廃棄物として捨てていた、あるいは業者にお金を払って処分してもらっていたものから作られているのです。最近、宣伝を目にする機会が増えたオルニチンも同じです。オルニチンはシジミに多く含まれるとはいえ、それをシジミから精製するとてもお金がかかります。ところが、10年ほど前に、アルギニンというごくありふれたアミノ酸からオルニチンを産生する酵母菌を遺伝子工学によって作ることができたのです。その酵母菌は安価なアルギニンを取り込んでオルニチンにし、それを細胞外に放出してくれるので非常に簡単に安く作れるようになったのです。

細胞の老化を防ぐ食事のまとめ

細胞の老化を防ぐための食事とは「全カロリーの50％は炭水化物で摂り、肉より魚を多めにしてタンパク質を十分摂り、できるだけ植物油を使い、野菜、キノコ、海藻など食物繊維を多く含むものを食べる。そして果物は毎食欠かさない」というごく当たり前なものですが、大事なのはこのバランスを維持して腹八分目に食べるということです。コーヒーや緑茶は適度に飲んだ方が良いでしょうが、お酒はできることならやめましょう。それはとても無理だという場合は、食事をおいしくいただくためにごく少量飲むようにしましょう。酔っぱらうほど飲んではいけません。

第6章――参考文献

＊1　Z. Huang 他, **Nutrition and subsequent hip fracture risk among a national cohort of white women**, *Am. J. Epidemiol.* **144**, 124-134 (1996).

＊2　Matthew P. Pase 他, **Sugar- and Artificially Sweetened Beverages and the Risks of Incident Stroke and Dementia**, *Stroke* **48**, 1139-1146 (2017).

＊3　Monica Reinagel, **Diet Soda and Dementia: What You Need to Know**, https://www.quickanddirtytips.com/health-fitness/prevention/diet-soda-and-dementia-what-you-need-to-know

＊4　**Health, United States, 2016, table 53**, https://www.cdc.gov/nchs/data/hus/hus16.pdf#053

＊5　厚生労働省「国民健康・栄養調査」(２０１４年度)

＊6　Sara B. Seidelmann 他, **Dietary carbohydrate intake and mortality: a prospective cohort study and meta-analysis**, *Lancet Public Health* **3**, E419-E428 (2018).

＊7　M. Dehghan 他, **Associations of fats and carbohydrate intake with**

cardiovascular disease and mortality in 18 countries from five continents (PURE): a prospective cohort study, *Lancet* **390**, 2050-2062 (2017).

＊8 H. Gerster **Can adults adequately convert alpha-linolenic acid (18 : 3n-3) to eicosapentaenoic acid (20 : 5n-3) and docosahexaenoic acid (22 : 6n-3)?**, *Int. J. Vitam. Nutr. Res.* **68**, 159-73 (1998).

＊9 Ann-Christin Wendeln 他, **Innate immune memory in the brain shapes neurological disease hallmarks**, *Nature* **556**, 332-338 (2018).

＊10 Jinhui Zhao 他, **Alcohol Consumption and Mortality From Coronary Heart Disease: An Updated Meta-Analysis of Cohort Studies**, *Journal of Studies on Alcohol and Drugs*, **78**, 375-386 (2017).

＊11 Angela M. Wood 他, **Risk thresholds for alcohol consumption: combined analysis of individual-participant data for 599 912 current drinkers in 83 prospective studies**, *Lancet* **391**, 1513-1523 (2018).

＊12 Iben Lundgaard 他, **Beneficial effects of low alcohol exposure, but adverse effects of high alcohol intake on glymphatic function**, *Scientific Reports* **8**, Article

number: 2246 (2018).
*13 May A. Beydoun 他, **Caffeine and Alcohol Intakes and Overall Nutrient Adequacy Are Associated with Longitudinal Cognitive Performance among U.S. Adults**, *The Journal of Nutrition* **144**, 890-901 (2014).
*14 Daniel Borota 他, **Post-study caffeine administration enhances memory consolidation in humans**, *Nature Neuroscience* **17**, 201-203 (2014).
*15 **NCCIH Clinical Digest NIH**, https://nccih.nih.gov/health/providers/digest/alzheimers (June 2017)

第7章　脳の死と人の死

野球でトリプルスリーというと打率3割、ホームラン30本、盗塁30ですが、人の死にもトリプルスリーがあります。人は食料がなくても水さえあれば3週間生きていられますが、水がないと3日が限界です。さらに、酸素がなければ3分で死ぬのです。

なぜ酸素がないと3分で人は死ぬのでしょう。酸素を断たれたとき最初に障害を受けるのは脳の神経細胞です。脳の神経細胞はじっとしていますが、とても多くのエネルギーを使います。脳1gが消費するエネルギーは、活発に収縮する心臓1gが消費するエネルギーと同じだそうです。脳の重さは全体重の2%ですが、消費しているエネルギーは安静時に全身で使われるエネルギーの20%にも及ぶのです。

そのエネルギーは、神経細胞が興奮して電気的シグナルを発生するために使われています。エネルギー源となるのはブドウ糖ですが、含まれている化学的エネルギーを効率よく取り出すためには酸素を使って燃やすことがどうしても必要なのです。酸素の供給が断たれると、脳の神経細胞はエネルギー不足で電気的シグナルを発生できなくなり、それが3分以上続くと元に戻れないほどのダメージを受けるのです。私たちの意識、記憶、行動といった活動は、脳の神経細胞が作るネットワーク上を伝わる電気的シグナルによるものですから、それが失われてしまえば生きているとは言えません。

人が死ぬとき

そのときどんな体験をするかは分かりませんが、心臓が一時的に止まった状態から蘇生した人たちが話す臨死体験がそれに近いかもしれません。臨死体験は、文化、宗教によって異なりますが、次の三つのことが共通しています。それは「体外離脱」「トンネル」「光」です。「体外離脱」体験とは、「ベッドに横たわっている自分を上から見下ろし、手術の様子を眺めていた」というものです。その体験には現実世界以上の強烈なリアリティーが感じられたと語る人が多いそうです。「トンネル」「光」体験とは、まず暗いトンネルに入っていき、その先で光を見るというものです。多くの体験者はこの光に包み込まれ、安らぎを覚えたと言います。この「光」のなかに「自分が理解され、受け入れられ、愛される」という深い愛情を感じ、そのため臨死体験後に精神的な変容を遂げる人も多いそうです。

こうした体験が起こる理由は、脳が様々な化学物質を放出し、心の安定を図りつつ止まってしまった心臓を刺激して、何とかブドウ糖と酸素を得ようとしているからではないかという論文があります。ネズミを使った実験ですが、二酸化炭素を呼吸させることによって酸素を断った脳内では、心拍を早くし感覚を鋭くする働きのあるノルアドレナリン、幻覚や神秘的感覚をもたらすセロトニン、幸福感を感じさせるドーパミンの分泌量が、短時間で通常の10倍から30倍に増えたそうです。臨死体験者が「現実以上にリアルな感じで自分を上から見ていた」「暗闇から出て光に包まれ、言いようのない安らぎを感じた」と話す理由は、こうした化学物質が大量に放出されたためではないかと述べています。[*1]

もっともこれは元気な脳が急にブドウ糖と酸素を断たれたときの話で、病気や老衰で死ぬときはそこまでのパワーがないので、光も安らぎもなく意識が薄れていくだけかもしれません。

人の死と細胞の死

運動をし、食生活に気をつけていても永遠に生きることはできません。人は必ずそのときを迎えるわけですが、私は死を次のように考えてみてはどうかと思っています。

皆さんは現代生物学の幕開けとなった「細胞説」をご存じでしょうか。それまで生命は土や肉の中から自然に発生すると考えられてきました（自然発生説）。腐った肉にはいつのまにかウジがわき、それがハエになります。スープを放置しておくと濁り、顕微鏡で観察すると中には多数の微生物がうごめいています。このように、生物でないものから生命が生じうると考えるのが自然発生説です。これに対して生物学者は、肉に布をかけてハエが止まれないようにしておくとウジがわかず、スープも口を細くして下を向かせたツル瓶の中に入れておけば微生物が発生しないことを示し、生命はもとになる生きた細胞がないと発生しないことを証明しました。〝細胞は細胞の分裂によってしか生じない〟、これが細胞説です。

細胞は細胞からしか生じないということを突き詰めていくと面白いことになります。私たちの身体は約60兆個の細胞からできていますが、もとは父親の精子細胞と母親の卵子細胞が合体してできた受精卵という1個の細胞です。その受精卵が分裂を繰り返しながら機能の異なる様々な細胞となり私たちの身体ができたのです。私たちの父母もそれぞれ、祖父母の体内で作られた精子細胞と卵子細胞が合体してできた1個の受精卵から生じ、その祖父母も曽祖父母の身体の中にあった精子細胞と卵子細胞が合体した受精卵から生じました。こうしてたどっていくと縄文時代や弥生時代に日本に渡ってきた人々、さらにアフリカでチンパンジーの仲間から分かれた人類の祖先アウストラロピテクスの精子細胞や卵子細胞にたどり着きます。細胞の起源にはまだ先があります。サルをもっとたどれば哺乳動物の祖先、それをもっとたどれば海で生じた魚類、軟体動物、三葉虫から原始的多細胞生物、そして36億年前に生命が誕生した時の原始単細胞生物に行きつくのです（原始単細胞は生命のないところから生じたことになっているので、細胞説が成り立ちません。46億年前の地球誕生から10億年のあいだに何が起こったかはまだ解明されていません）。

細胞が細胞からしか生じないという細胞説を受け入れるなら、現在私たちがこうして生きているのは36億年の進化の過程で細胞が一度も途絶えることなくシステムごと子孫へ受けつがれてきたからなのです。私たちの身体は原始細胞から代々命をつないできた細胞から生じたもので、36億年の歴史を持っているのです。そのあいだには生物種の75％以上が消えるという大絶滅が5回も起こっています（オルドビス紀末4・4億年前、デボン紀後期3・7億年前、ペルム紀末2・5億年前、三畳紀末2・0億年前、白亜紀末0・66億年前）。生き残った生物種は単純に計算しても0・25の5乗で0・001以下となるので、地球上に生じた生物種の99・9%以上が命をつなげなかったことになります。自分が死ぬことを嘆くより、よくぞここまで生き残ってきたものだと褒めてやるべきではないでしょうか。

図16 ヘッケルの系統発生図

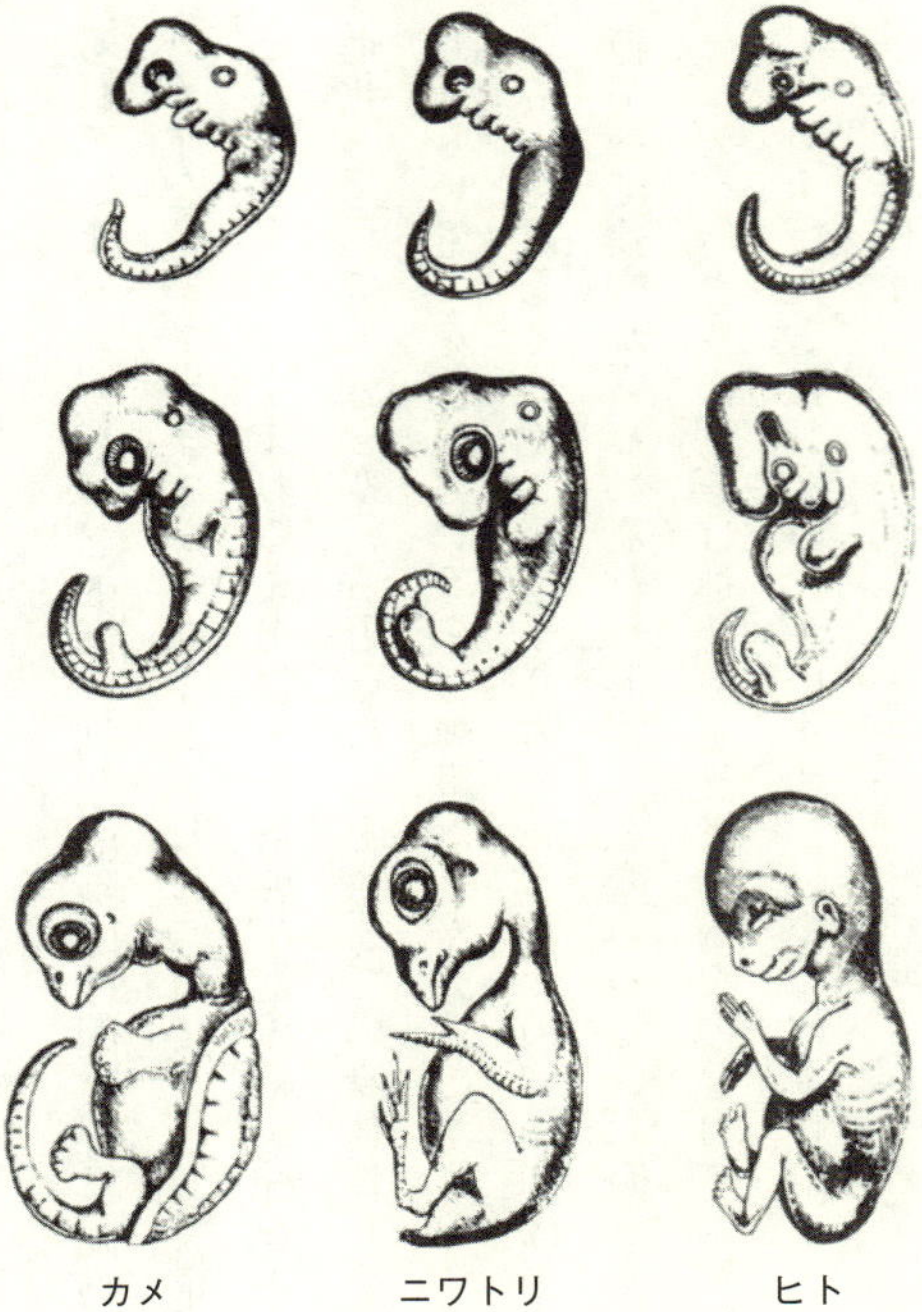

科学の行く先に

私たちの身体に進化の歴史が刻まれていることを示す良い例が、生まれてくるまでに子宮内で起こる形態的変化です。エルンスト・ヘッケル（1834〜1919）というドイツの生物学者が著した発生学のテキストに描かれた胎児の図がよく知られています（図16）。ヒトは、初期段階では同じ脊椎動物であるカメやニワトリと似てエラや尾を持っていますが、発生が進むにつれてそうした構造が消え、人間らしくなって生まれてきます。生まれるまでにその形態が進化の過程をたどるかのように変化するのです。進化の過程で形態を変えるときに、それまでの身体作りのやり方をすべて捨て去り、一から新しいものを作るというのは無駄が多く大変です。そこで、前のやり方を残しつつ新しいものを足していくというやり方をとったため、最初は同じように脊髄《せきずい》を持つ他の動物と似ていて途中からそれぞれの形態へと変わっていくのです。

このヘッケルの観察は進化論を支持するものなので、図の不正確なところを取り上げてでっち上げだと批判する人がいます。[*2] 日本では進化論が広く受け入れられていますが、キリスト教国では、「すべての生物は神が創造したもので、最初から存在していたのだから進化ということなど起こっていない」と主張する人たち（こうした考えを持つ人のことを創造論者と呼びます）が驚くほど大勢いるのです。そこまでではなくても、多くの生物の巧妙な仕組み（インテリジェント・デザイン）を考えると、進化論では説明できないのではないか（神の力によるのではないか）という人はかなりいます。２０１０年に米国ギャラップ社がおこなった世論調査によると、アメリカ人の40%にも上る人たちがこのように考えているそうです。この調査によると、創造論を信じる人は大学などの高等教育を受けていない人や教会に毎週通う熱心な信者に多いとのことですが、ある研究者は、大学で地質学を勉強する学生の中にも、古い地層には恐竜の骨ばかりで人類の骨がまったくないことを知ってショックを受ける者がいると嘆いていました。

アメリカ・ペンシルバニア州でおこなわれた2015年の調査でも、高校の生物学教員になろうとしている大学生のかなりの者が、進化論の知識とそれに対する確信を持っていないことが分かり、問題になっています。原因は、彼らが高校や大学でしっかりと進化論を教えられていなかったからだそうです。

確かに、生物の多様な形と行動のすべてを現代の遺伝子に関する知識で説明はできませんが、それはまだデータが足りないだけです。今、説明がつかないからといって安易に神様を持ち出すのは如何なものでしょうか。考えてみてください、ほんの数百年前まで、人類は日食や稲妻を神の怒りだと言って恐れ慄《おのの》いていたのです。しかし今では、小学生でもその本質が何であるかを言うことができます。

脳の研究でも同じことがいえます。脳の神経細胞数は膨大なので、現段階では記憶、学習、認識のすべてを神経細胞ネットワークの可塑性で説明することはできません。しかし、研究が進めば必ず説明がつくようになるはずです。

人間、皆兄弟

現在推定されている地球上の生物種は約20億でバクテリアや原生生物などの単細胞生物が約85%を占め、残りが動物（7・3%）とカビや酵母などの真菌類（7・4%）です。[*3] 植物は多そうですが0・02%でしかありません。これらすべてが36億年前に生じた原始細胞から進化してできた生物です。「人間、皆兄弟」と言う人がいますが、細胞説から見ると人間だけでなく他の動物、植物、カビ、バクテリアまで兄弟なのです。自分の一生がここで尽きたとしても、この地球上には遺伝子を分けあった兄弟が20億種もいて、それらはこれから先ずっと生き続けるのです。そう思うと自分が消える寂しさなど吹き飛んでしまいます。

小林一茶のように明るく洒落のめして死を迎えるというのはどうでしょう。

ああままよ　生きても亀の　百分の一

第7章——参考文献

＊1　Duan Li 他, **Asphyxia-activated corticocardiac signaling accelerates onset of cardiac arrest**, *Pro. Natl. Acad. Sci. USA* **112**, E2073-E2082 (2015).

＊2　**"Firing Line with William F. Buckley"**, Public Broadcasting System (USA) 13 December 1997.

＊3　Brendan B. Larsen 他, **Inordinate Fondness Multiplied and Redistributed: the Number of Species on Earth and the New Pie of Life**. *The Quarterly Review of Biology* **92**, 229-265 (2017).

あとがき

古代ローマの詩人デキムス・ユニウス・ユウェナリスの詩の一節にあるとされる〝健全なる精神は健全なる身体に宿る〟は誤訳です。ブリタニカ百科事典によると元の言葉は“Orandum est ut sit mens sana in corpore sano—You should pray for a sound mind in a sound body”ですから「あなたは〝健全な身体に宿る健全な精神〟を願うべきだ」というべきで、身体が健全だと精神も健全になるという意味はありません。しかし、この本で書いてきたように〝健全なる海馬が健全なる身体に宿る〟ことは間違いありません。海馬の神経細胞は繊細かつ脆弱で、栄養分と酸素が不足しても、体内で生じた炎症を誘発する物質によってもすぐに障害を受けます。認知症にならないためには、食事に気をつけ運動をして身体を健全に保つことが一番大事です。

いま私の健全なる身体づくりに役立っているのは毎週行っている草野球です。メンバーは若くても60代で上は80代ですから、一つの守備位置を2人で交互に守ってもよいなどルールを緩めて身体に無理がかからないようにしています。しかし、野球は勝負事ですから負けるよりは勝ちたい、できることなら自分が活躍して勝ちたいと思うので日常的に身体のことを考えるようになりました。食事の量や栄養のバランスに気を使い、週に2回ほど筋力トレーニングをしています。広い外野を走り回り（おもにセンターを守っています）、終わったあとは軽くビールを飲んで楽しく語り合うので間違いなく血液の循環は良くなっているでしょう。一緒に野球をする仲間は様々な職歴をもった人たちで、大学で研究をしていたときとはまったく違った話を聴けることも良い刺激になっています。このように私たち年寄りが平日に集まって楽しく野球をする平日リーグを創設し、ずっとサポートしてくださっているのが漫画家の東海林さだお氏です。この場を借りてお礼を述べさせていただきます。

また、野球仲間であり、漫画『キン肉マン』の編集者でもあった〝アデランスの中野さん〟こと中野和雄氏には、この本の出版に際し大変ご尽力いただきました。ここにお礼を述べさせていただきます。

最後に、美味しくバランスの良い食事を作り、散歩だけでなく草野球にまで付き合ってくれる妻の典子にも感謝を述べたいと思います。

図版作成　アトリエ・プラン